Handbuch der Anatomie des Kindes

Herausgegeben von
Professor **Dr. Karl Peter**-Greifswald, Professor **Dr. Georg Wetzel**-Greifswald und Professor **Dr. Friedrich Heiderich**-Münster i. W.

Inhaltsübersicht des Gesamtwerkes.

Erster Band:

1. Lieferung: Mit 73 zum Teil farbigen Abbildungen. VIII, 190 Seiten. 1928. RM 26.55
Die Gewebe. Das Blut. Die blutbildenden Organe: A. Die Gewebe. Von Georg Wetzel, Greifswald. — B. Das Blut. Von Georg Wetzel, Greifswald. — C. Die blutbildenden Organe. Von Georg Wetzel, Greifswald.

2. Lieferung: Mit 42 zum Teil farbigen Abbildungen. IV, S. 191—320. 1928. RM 16.20
Topographische Anatomie und äußere Gestalt: Wachstum und Proportionen. Von Wilhelm Pfuhl, Greifswald. — Brustorgane des Kindes. Von Ludwig Gräper, Jena.

3. Lieferung: Mit 225 Abbildungen. IV, S. 321—524. 1934. RM 48.—
Topographische Anatomie und äußere Gestalt (Fortsetzung): Kopf, Hals, Bauch und Becken des Kindes. Von Friedrich Heiderich, Münster. — Röntgenanatomie der Brust- und Bauchorgane. Von W. Grävinghoff, Münster. — Äußere Körperform. Von Georg Wetzel, Greifswald.

4. Lieferung: Mit 54 Abbildungen. IV, S. 525—628. 1936. RM 24.—
Systematische Anatomie der Organe I. Atmungsapparat (Apparatus respiratorius): Kehlkopf. Von Karl Peter, Greifswald. Luftröhre, Lunge. Von Georg Wetzel, Greifswald.

5. Lieferung: Erscheint Frühjahr 1937. Etwa 170 Seiten.
Systematische Anatomie der Organe II. Verdauungsapparat (Apparatus digestorius). Mundhöhle und Schlund. Übrige Verdauungsorgane. Von Georg Wetzel, Greifswald.
Sachverzeichnis.

Zweiter Band:

1. Lieferung: Mit 79 zum Teil farbigen Abbildungen. IV, 154 Seiten. 1927. RM 21.60
Systematische Anatomie der Organe (Fortsetzung). — Urogenitalapparat, Apparatus urogenitalis: A. Harnorgane. Organa uropoetica. Von Karl Peter, Greifswald. — B. Geschlechtsorgane, Organa genitalia. Von Karl Peter, Greifswald, und L. Gräper, Jena. I. Männliche kindliche Geschlechtsorgane. Von Karl Peter, Greifswald. II. Weibliche kindliche Geschlechtsorgane. Von Ludwig Gräper, Jena. — C. Die kindliche Brustdrüse. Von Ludwig Gräper, Jena. — Sinnesorgane des Kindes, Organa sensuum: A. Das Auge des Kindes. Von R. Seefelder, Innsbruck.

2. Lieferung: Mit 104 zum Teil farbigen Abbildungen und zahlreichen Tabellen. IV, S. 155—304. 1929. RM 25.20
Sinnesorgane des Kindes (Fortsetzung): B. Das Ohr des Kindes. Von Wilhelm Lange, Leipzig. — C. Die Nase des Kindes. Von Karl Peter, Greifswald. — D. Die Haut des Kindes. Von Joseph Becker, Bonn. — Gefäßsystem, Apparatus vasorum: A. Blutgefäße. Von O. Dragendorff, Greifswald. I. Herz. Von O. Dragendorff, Greifswald.

3. Lieferung: Mit 256 Abbildungen. IV, S. 305—728. 1931. RM 88.—
Gefäßsystem (Fortsetzung): II. Die Nabelgefäße, der arterielle und venöse Gang. Von Georg Wetzel, Greifswald. III. Die Gefäße des Stammes und der Gliedmaßen. Von O. Dragendorff, Greifswald. — B. Lymphgefäße. Von Georg Wetzel, Greifswald. — Bewegungssystem. Von A. Hasselwander, Erlangen. — Nervensystem. Gehirn, Rückenmark, peripheres Nervensystem, vegetatives Nervensystem. Von St. A. Siwe, Lund.

4. Lieferung: Mit 70 Abbildungen. IV, S. 729—844. 1936. RM 27.—
Das Nervensystem (Fortsetzung): Gehirn- und Rückenmarkhäute. Von Georg Wetzel, Greifswald. — Organe mit innerer Sekretion. Von Karl Peter, Greifswald, und Georg Wetzel, Greifswald.

5. Lieferung: Erscheint Sommer 1937. Etwa 64 Seiten.
Charakteristik der wichtigsten Entwicklungsstadien des Kindes. Von Georg Wetzel, Greifswald, Karl Peter, Greifswald.
Sachverzeichnis.

HANDBUCH DER ANATOMIE DES KINDES

BEARBEITET VON

JOSEPH BECKER-BREMEN · OTTO DRAGENDORFF-GREIFSWALD
LUDWIG GRÄPER-JENA · W. GRÄVINGHOFF-MÜNSTER I.W. · ALBERT
HASSELWANDER-ERLANGEN · FRIEDR. HEIDERICH-MÜNSTER I.W.
WILHELM LANGE-LEIPZIG · KARL PETER-GREIFSWALD · WILHELM
PFUHL-FRANKFURT A.M. · RICHARD SEEFELDER-INNSBRUCK
STURE A. SIWE-LUND · GEORG WETZEL-GREIFSWALD

HERAUSGEGEBEN VON

DR. KARL PETER   DR. GEORG WETZEL
PROFESSOR IN GREIFSWALD   PROFESSOR IN GREIFSWALD

DR. FRIEDRICH HEIDERICH
PROFESSOR IN MÜNSTER I.W.

ERSTER BAND

4. LIEFERUNG

MIT 54 ABBILDUNGEN

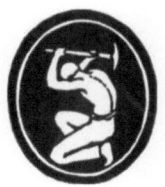

SPRINGER-VERLAG BERLIN HEIDELBERG GMBH

1936

ISBN 978-3-662-40493-5   ISBN 978-3-662-40970-1 (eBook)
DOI 10.1007/978-3-662-40970-1

ALLE RECHTE,
INSBESONDERE DAS DER ÜBERSETZUNG IN FREMDE SPRACHEN, VORBEHALTEN.
COPYRIGHT 1936 BY SPRINGER-VERLAG BERLIN HEIDELBERG
URSPRÜNGLICH ERSCHIENEN BEI J. F. BERGMANN IN MÜNCHEN 1936.

Inhaltsverzeichnis.

Systematische Anatomie der Organe I.
Atmungsapparat (Apparatus respiratorius).

	Seite
Der Kehlkopf des Kindes. Von Professor Dr. K. Peter, Greifswald	525
Embryonale Entwicklung	525
I. Der Kehlkopf des Neugeborenen	525
Lage des Kehlkopfs	525
Größe des Kehlkopfs	526
Gestalt des Kehlkopfs	527
Geschlechtsunterschiede	528
Die Kehlkopfknorpel	528

Schildknorpel S. 528. — Ringknorpel S. 528. — Gießbeckenknorpel S. 529. — Kleine Kehlkopfknorpel S. 529. — Epiglottis S. 529.

Das Zungenbein	530
Das Lumen des Kehlkopfs	530

Aditus laryngis S. 530. — Sinus piriformis S. 530. — Vestibulum laryngis S. 531. — Glottis und Stimmbänder S. 531. — Ventriculus laryngis S. 531. — Conus elasticus S. 531.

Die Schleimhaut	532
Das Epithel	532
Die Tunica propria	534
Knorpel	535
Muskeln	536
II. Der Kehlkopf des Kindes	536
Lage des Kehlkopfs des Kindes	536
Das Wachstum des Kehlkopfes im Kindesalter	538
Größe des Kehlkopfs	538
Gestalt des Kehlkopfs	540
Geschlechtsunterschiede im Kindesalter	540
Die Kehlkopfknorpel im Kindesalter	541

Der Schildknorpel S. 541. — Ringknorpel S. 543. — Gießbeckenknorpel S. 544. — Kleine Kehlkopfknorpel S. 544. — Epiglottis S. 544.

Das Zungenbein	545
Muskeln	545
Gefäße und Nerven	545
Die Kehlkopfräume	545

Kehlkopfeingang S. 545. — Sinus piriformis S. 547.

Der Binnenraum des kindlichen Kehlkopfes	547

Vestibulum laryngis S. 547. — Glottis und Stimmbänder S. 548. — Ventriculus laryngis S. 550. — Conus elasticus S. 550.

Der feinere Bau des Kehlkopfs	552
Die Schleimhaut	552

Das Epithel S. 552. — Die Tunica propria S. 554.

Der feinere Bau der Kehlkopfknorpel	556
Der feinere Bau der Muskeln	559
Der Kehlkopf während der Pubertätsjahre	559
Praktische Bemerkungen	560
Literaturverzeichnis	560

Inhaltsverzeichnis.

Seite

Die Luftröhre und die Lungen des Kindes. Von Professor Dr. G. Wetzel, Greifswald 563
    Embryonale Entwicklung der Luftröhre und Lunge 563
  I. Die Luftröhre und Bronchen des Neugeborenen 566
      Form und Maße von Luftröhre und Bronchen 566
      Histogenese und Histologie der Luftröhre und Bronchen 568
  II. Die Lungen des Neugeborenen 568
      Merkmale und Besonderheiten der Lunge vor und nach dem ersten Atemzuge 568
      Eigentümlichkeiten der ersten Luftfüllung der Lunge. 570
      Die Raumgröße (Volumen) der Neugeborenenlunge 572
      Das Gewicht der Neugeborenenlunge 573
      Histologie der Neugeborenenlunge:
          Das respiratorische Epithel 574
          Interstitielles Bindegewebe und Läppchenbildung. Pleura 579
          Elastisches Gewebe, Makrophagen 580
          Fett und Glykogen 582
          Glatte Muskelfasern 583
      Lungengefäße des Neugeborenen 583
      Stand des konstruktiven Aufbaus der Neugeborenenlunge 584
    Anhang: Gerichtsärztliches. Lungenprobe 585
  III. Luftröhre (Trachea) und Luftröhrenäste (Bronchen) des Kindes . 586
      Die Luftröhre am lebenden Kinde 586
      Form und Maße der kindlichen Luftröhre nebst Wachstum 586
      Beziehungen der Luftröhrenweite zur Lunge, zur Körperlänge, zum Körpergewicht und zur Körperoberfläche 590
      Die Lage und der Altersabstieg (Descensus) der Luftröhrengabelung an der Leiche und im Röntgenbilde 591
      Die beiden Luftröhrenäste (Bronchen):
          Verlauf und Spreizungswinkel 594
          Maße und Wachstum 595
      Feinerer Bau der kindlichen Luftröhre und Luftröhrenäste 597
      Mechanische Eigenschaften der Luftröhre und ihrer Äste 600
    Klinisches. Luftröhrenschnitt 600
  IV. Die Lungen (Pulmones) des Kindes 602
      Lungengewicht 602
      Lungenraumgröße (Volumen), anatomisches Lungenvolumen 606
      Das Wachstum der Lungen 608
      Rechte und linke Lunge, Lungenlappen, Lungenspitze 609
      Alveolen, Weiterentwicklung und Bau der Lunge beim Kinde 611
      Blutgefäße, Lymphgefäße, Lymphknoten 617
      Glatte Muskeln, elastische Fasern, Fett, Regeneration, Elastizität 620
    Literaturverzeichnis 623

Systematische Anatomie der Organe I.

Atmungsapparat (Apparatus respiratorius.)

Der Kehlkopf des Kindes[1].

Von **Karl Peter**, Greifswald.

Embryonale Entwicklung.

Der Atemapparat entsteht durch Abfaltung der ventralen Wand des Vorderdarmes zwischen der letzten Schlundtasche und der Leberanlage. Im Bereich einer zweilappigen Verdickung des Entoderms, des Lungenfeldes, bildet sich eine kleine Vorwölbung. Diese Lungenknospe wird durch eine Falte mit unterem Bogen und zwei seitlich frontal gestellten Schenkeln von dem Darmrohr, das an dieser Strecke zum Oesophagus wird, abgetrennt. Die frontalen Falten verwachsen von unten nach oben, und so wird das Atemrohr bis auf eine obere mit dem Schlund in Verbindung bleibende Öffnung abgeschnürt. Aus der unteren Vorwölbung entsteht die Lunge, aus dem oberen Abschnitt des Rohrs die Luftröhre, der oberste Teil wird zum Kehlkopf.

Der eine sagittal gestellte Spalte bildende Eingang in den Atemtrakt wird schon am Ende des ersten Monats durch die seitlichen Stellknorpelwülste flankiert. Ein ventral quer vorgelagerter Wulst gestaltet den Eingang ankerförmig und liefert mit seinem Mittelstück die Epiglottis, mit den Seitenteilen die Plicae aryepiglotticae. Bald werden in letzteren die Tubercula corniculata und cuneiformia sichtbar.

Der zeitweise verklebte Binnenraum erhält in der 10. bis 11. Woche eine Lichtung. In der 8. entsteht als solider Sproß der Ventriculus laryngis, an dessen Rändern Stimm- und Taschenband sichtbar werden.

Die großen Knorpel werden als verdichtetes Bindegewebe schon im Beginn des 2. Monats kenntlich. Der Schildknorpel wird einheitlich durch Zusammenschluß der Skeletanlagen des 4. und 5. Visceralbogens (10. bis 13. Woche). Als Lücke zwischen beiden Teilen kann ein Foramen thyreoideum bestehen bleiben. Gleichzeitig trennt sich sein oberes Horn von dem großen des Zungenbeins. Die Stellknorpel entstehen in der 7. Woche, doch bleibt die Spitze der Processus vocales bis zur 16. Woche bindegewebig. Die Epiglottis verknorpelt erst in der 14. Woche (Patzelt), in der 16. tritt die Zwischensubstanz auf, die elastischen Fasern in der 16. bis 17. Die kleinen Knorpel verknorpeln später.

Das Epithel erfährt in der Embryonalzeit mehrfachen Umbau. Anfänglich ein Zylinderepithel, bildet es sich zu Flimmerepithel um und wird an den bekannten Stellen schließlich zu Pflasterepithel. In der 8. Woche legen sich die Drüsen als Sprossen an, in der 2. Hälfte der Gravidität verzweigen sie sich. Die Muskeln werden am Ende der 4. Woche kenntlich.

I. Der Kehlkopf des Neugeborenen.

Lage des Kehlkopfs.

Über die Lage des Kehlkopfs beim Neugeborenen macht Heiderich im Kapitel „Topographische Anatomie" Bd. I, S. 368 die einschlägigen Angaben. Er steht etwa um 3 Wirbelkörper höher als beim Erwachsenen.

Hervorzuheben ist die geringe Entfernung des Zungenbeins vom Schildknorpel, die sich natürlich mit der Stellung des Kopfes ändert. Bei nach vorn

---

[1] Für freundliche Beihilfe bei der Beschaffung des Materials bin ich den Herren Prof. Koch, Berlin-Westend, und Prof. Loeschke, Greifswald, zu Danke verpflichtet.

gebeugtem Kopf liegt das Hyoid vor dem Kehlkopf. Besonders in der Mittellinie ist dies auffällig (s. Abb. 343), aber auch das große Horn des Zungenbeins steht vor dem Cornu superius cart. thyreoidei, so daß die Cart. triticea mit ihrer Längsachse horizontal gelagert ist (s. Abb. 341a). Bei nach hinten geneigtem Kopf stellt sich das Weizenkorn in vertikale Richtung auf, und das ganze Zungen-

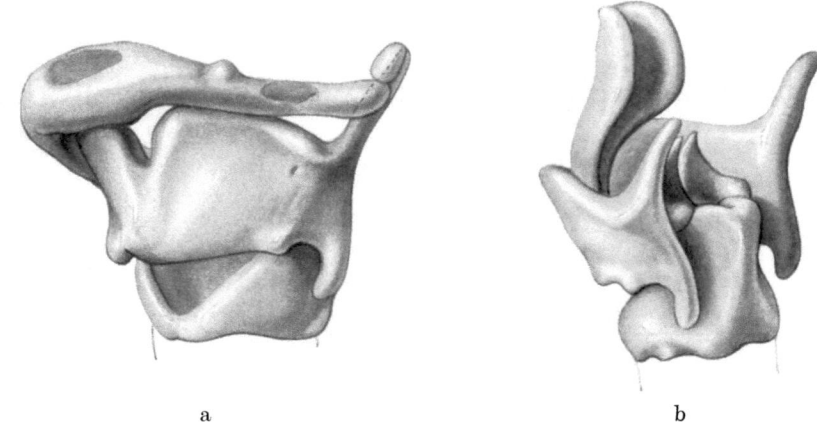

a   b

Abb. 341a und b. Kehlkopfskelet eines totgeborenen Knaben, 2mal vergrößert, *a* von vorn links, *b* von hinten links. — Zu beachten die tiefe Lage des Zungenbeins, die Richtung der oberen Schildknorpelhörner und die geneigte Stellung der Ringknorpelplatte.

bein steht dann über dem Kehlkopf, wie Heiderichs Abb. 118, Bd. I, S. 325 zeigt. Vergleiche auch seinen Mittelschnitt Abb. 121, S. 330, mit unserer Abb. 343, in welchen die verschiedene Lage der beiden Skeletstücke zueinander sehr deutlich zum Ausdruck kommt. Bemerkt sei noch, daß die Stellung des Zungenbeins vor dem Kehlkopf bei frisch herausgenommenen Halseingeweiden regelmäßig zu beobachten ist.

Größe des Kehlkopfs.

Schon C. L. Merkel hat in seinem vorzüglichen Büchlein „Stimm- und Sprachorgan", das, obgleich fast 80 Jahre alt, noch eine Fundgrube für exakte Maße ist, bemerkt, daß der Kehlkopf des Neugeborenen relativ groß ist, und alle späteren Untersucher, mit alleiniger Ausnahme von Testut, sind ihm darin gefolgt; auch ich selbst kann seine Angabe bestätigen.

Gundobin gibt als Beweis für diese Ansicht genaue Zahlen. Nach ihm beträgt die Länge des Kehlkopfs 15,3 mm, somit $1/32$ der Körperlänge, $1/13$ der Rumpflänge und $1/3$ der Halslänge. Bei Erwachsenen sind die gleichen Werte $1/57$, $1/17$ und $1/4$. Leider erwähnt Gundobin nicht, wie er diese Maße berechnet hat.

Ich finde ähnliche Werte, wenn ich vorn von der Tiefe der Incisura thyreoidea bis zum unteren Rand des Ringknorpels, hinten vom Grunde der Incisura interarytaenoidea bis zum unteren Rand der Lamina cricoidea messe. Zu dem letzten Maße käme noch die Länge der Incisura interarytaenoidea hinzu. Bei 3 Neugeborenen fand ich folgende Werte: vorn 13,5 — 11,5 — 13 mm, hinten 12 + 2,5 — 15 + 2 — 15 + 2 mm. Die Höhe des Kehlkopfs des Neugeborenen finde ich also vorn zu 13 mm, hinten zu 16 mm (s. auch Tabelle 126).

Das Verhältnis Gewicht des Kehlkopfs zu dem des Körpers berechnet Bergeat für das Neugeborene zu 1 : 950, für den Erwachsenen zu 1 : 3—4000.

Tabelle 126. Maße des Kehlkopfs des Neugeborenen (G = Gundobin) in Millimetern.

Alter	Neugeborene c ♂	Neugeborene a ♀	Erwachsene ♂ 29 Jahre	Erwachsene ♀ alt
Kehlkopf, Höhe vorn Mitte	13	—	28	31
„ „ hinten „	14	—	36	32
„ Incis. interaryt.	2	—	5	4
„ Breite am unt. Rand Incis. thyreoid.	21	—	48	42
„ Tiefe desgl.	14	—	37	24
„ Tiefe : Breite	1 : 1,5	—	1 : 1,3	1 : 1,65
„ Breite unt. Rand Schildknorpel	16	—	39	33
„ Tiefe desgl.	10	—	30	22
„ Tiefe : Breite	1 : 1,6	—	1 : 1,3	1 : 1,5
Schildknorpel, Höhe vorn Mitte	6,3	6,3	17	14
„ „ „ seitlich	11	11	30	23
„ Incisura, Tiefe	4	3,5	14	9
„ „ Breite	15	13	43	30
„ oberes Horn, Länge	6,2	6	20	13
„ unteres Horn, Länge	4	3,5	6,5	7
„ Winkel der Platten	130° G	—	80°	115°
Ringknorpel, Bogen Höhe Mitte	2,0	2,5	6	6,5
„ „ „ Seite	5	5	9,5	12
Platte hoch, Mitte	9,5	9	27	21
„ „ seitlich	10	9,5	27	23
Untere Öffnung, sagittal	5,5	5,5	22	17
„ „ frontal	8	7	22	17
„ „ sagittal : frontal	1 : 1,5	1 : 3	1 : 1	1 : 1
Stellknorpel, Höhe vom Gelenk aus	6	—	14	10
„ Proc. musc. bis Spitze c. cornic.	8	—	21	17
Epiglottis, Höhe freier Teil	5,3	—	20	19
„ Breite	7	5,5	29	20
Eingang, Höhe	7,5	—	26	—
„ Breite	6,5	—	17	—
Sin. pirif., Länge	11 G	—	20 G	—
„ „ Breite	4 G	—	14 G	—
„ „ Tiefe	7 G	—	13 G	—
Glottis, Länge	—	6,5	26	17
„ Pars interlig.	—	3,5	16	10
„ Pars intercart.	—	3	10	7
„ Pars intercart. : interlig.	—	1 : 1,2	1 : 1,6	1 : 1,4
Ventriculus, Tiefe	—	7	13	11
Con. elast., Höhe	—	9—10	21 G	—
„ „ Tiefe	10 G	—	30 G	—
„ „ Breite	16 G	—	40 G	—

Anmerkung. Zu den Tabellen 126—135 ist zu bemerken, daß die Werte ohne Bezeichnung eigenen Messungen entstammen. Die eingeklammerten sind anderen Kindern des gleichen Alters entnommen als die übrigen Maße. Für Erwachsene habe ich in Tabelle 130 und 134 die Zahlen C. L. Merkels (aus Pariser Linien in Millimeter umgerechnet) eingefügt, da sie Mittelwerte darstellen. Sie stimmen mit den von mir gefundenen gut überein (M bedeutet C. L. Merkel, G Gundobin, K Kopsch, Lehrbuch), wie auch die von anderen Autoren (Luschka, Vierordt) gegebenen Zahlen.

Gestalt des Kehlkopfs.

Der Kehlkopf des Neugeborenen hat eine rundliche, weiche Gestalt, wie sehr gut am Knorpelskelet zu erkennen ist (s. Abb. 341a, b). Er ist kurz und breit, auch nicht so tief wie beim Erwachsenen. Ich messe das Verhältnis von Tiefe zu Breite am unteren Schildknorpelrand und finde es 10 mm zu 16 mm (Tab. 128). Testut gibt höhere Werte an: 12 : 15—18 mm. Beim Erwachsenen sind die gleichen Maße (ich befinde mich in Übereinstimmung mit Kopsch) für den

Mann 30:39 mm (d. i. 1:1,3), das Weib 22:33 mm (1:1,5). Der weibliche Kehlkopf steht also auch in diesen Maßen dem kindlichen näher als der männliche. C. L. Merkel sagt mit Recht, daß der Kehlkopf des Neugeborenen sagittal plattgedrückt ist.

Die Protuberantia laryngea ist nicht ausgebildet, da die beiden Platten des Schildknorpels sanft gebogen ineinander übergehen. Nach hinten springen die oberen Hörner dieses Knorpels stark vor.

Geschlechtsunterschiede.

Alle Untersucher sind sich darüber einig, daß zwischen den Kehlköpfen neugeborener Knaben und Mädchen kein Unterschied besteht. Daß der Kehlkopf der im Durchschnitt etwas kleineren Mädchen ebenfalls um ein weniges kleiner ist, ist natürlich. Doch ist seine Gestalt ganz die gleiche wie bei Knaben.

Die Kehlkopfknorpel.

Die Kehlkopfknorpel des Neugeborenen verhalten sich in mehreren Beziehungen abweichend von denen des Erwachsenen.

Über ihre Größenverhältnisse vgl. Tabelle 126, in der die Maße in Parallele zu den beim Erwachsenen gefundenen gestellt sind. Letztere sind von einem 29 jährigen Manne und einer alten Frau genommen. Sie stimmen gut mit den Mittelzahlen C. L. Merkels überein (s. Tabelle 134).

Schildknorpel. Der Schildknorpel erscheint von vorn gesehen niedriger und breiter als beim Erwachsenen, doch ergaben Messungen nur einen unbeträchtlichen oder gar keinen Unterschied. Ich berechnete das Verhältnis Höhe zu Breite beim Neugeborenen zu 1,41, beim Mann zu 1,37 beim Weib zu 1,35. Doch möchte ich auf diese geringen Differenzen keinen Wert legen. Hauptsächlich wird der Eindruck der Niedrigkeit und Breite des Schildknorpels beim Neugeborenen durch das flache und gerundete Übergehen der beiden Platten in der Mittelebene hervorgerufen sein, welches die Laminae in geringerer Verkürzung von vorn gesehen zeigt, als besonders beim Manne, bei dem sie scharf nach hinten streben. Ein Winkel, in dem dieser Übergang stattfindet, ist nicht zu messen; Gundobin gibt ihn zu 130° an.

Die Incisura (superior) ist ziemlich tief, aber breit.

Die Hörner sind von auffallender Länge, besonders die oberen, die, wie Gundobin richtig bemerkt und Abb. 341a gut zeigt, stark nach lateral gerichtet sind. Die unteren suchen medial gekrümmt die Gelenkflächen des Ringknorpels auf.

Die Modellierung der Außenflächen der Platten ist schon deutlich ausgeprägt; ich finde bei Knaben wie bei Mädchen das Tuberculum inferius stark vorspringend, das obere kenntlich und auch schwach die beide verbindende Linea obliqua angedeutet. Über die einzelnen Maße gibt Tabelle 126 Auskunft.

Ringknorpel. Der Ringknorpel des Neugeborenen zeigt eine Platte, die, verglichen mit späteren Stadien, verhältnismäßig höher ist als der Bogen; beim Neonatus ist sie etwa 4mal so hoch, beim Erwachsenen etwa 3mal, in der Mittellinie gemessen. Gerade dort ist der Bogen oft auffallend niedrig (s. Abb. 341a). Die Platte ist schräger gestellt als beim Erwachsenen, indem sie von unten vorn nach oben hinten abweicht, was Abb. 341b gut zeigt und auch der mit Schleimhaut bekleidete Knorpel der Abb. 342a und 343 erkennen läßt. Daß sie relativ höher liegen soll als beim Erwachsenen, wie Gundobin angibt, kann ich an meinen Pausen von entsprechenden Mittelschnitten, auf dieselbe Größe gebracht, nicht finden.

Der ganze Ringknorpel ist in die Breite gezogen; es überwiegt der frontale Durchmesser, so daß das Lumen am unteren Rande queroval ist (sagittal : frontal 1 : 1,36), während es bei Erwachsenen rund ist (1 : 1, s. Tabelle 126).

Gießbeckenknorpel. Von den Cartil. arytaenoideae des Neugeborenen wird im Schrifttum keine Besonderheit erwähnt; auch ich finde keine. Ihre Länge, an der Außenkante vom Ansatz der Hörnchenknorpel gemessen bis zum Proc. muscularis, beträgt 7 mm, beim Mann 18, beim Weib 14 mm. Kallius beschreibt als später schwindende Besonderheit ein Höckerchen vor dem Hörnchenknorpel, den Rest eines fetal auftretenden Knorpelfortsatzes.

Kleine Kehlkopfknorpel. Auch von der Cartil. corniculata ist nichts zu bemerken.

Dagegen schreibt Fr. Merkel von der Cart. cuneiformis, sie sei beim Neugeborenen „unverhältnismäßig groß". Ich kann in dem allerdings oft stark ausgebildeten Nodulus cuneiformis nicht immer makroskopisch einen Knorpelkern sehen. Besonders groß finde ich ihn jedenfalls nicht.

Das Corpusculum triticeum ist oft sehr lang (s. Abb. 341 a). Daß es beim Neugeborenen bei nach vorn geneigtem Kopfe horizontal liegt, wurde schon oben erwähnt.

Schließlich beschreibt Citelli (1906a) kleine Herde elastischen Knorpels (Cartilagini vocali superiori) in 50% der Fälle im falschen Stimmband. Er findet sie schon vor der Geburt, bei Neugeborenen und bei Erwachsenen. Auch Kano erwähnt sie.

Epiglottis. Der Kehldeckelknorpel hat beim Neugeborenen ein anderes Aussehen als beim Erwachsenen, wie der Aditus laryngis Abb. 342 zeigt. Im allgemeinen ist er in querer Richtung stärker gewulstet; Fr. Merkel spricht von einer Omegaform, Gundobin von einer Rinnenform. Es waltet in dieser Hinsicht, worauf auch Patzelt hinweist, eine ziemlich weitgehende Variabilität. Ich habe daher in Abb. 342a, b und c drei verschiedene Gestalten zeichnen lassen. Die Epiglottis von Abb. 342a ist sehr eng zusammengebogen (Rinnenform), die von

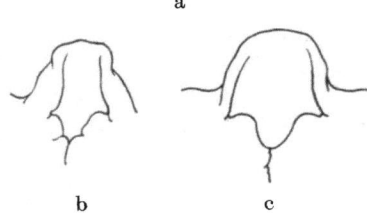

Abb. 342a—c. Kehlkopfeingang vom Neugeborenen, vom 1½tägigen Kind und vom 2tägigen Kind, 2mal vergrößert. — Zu beachten die verschiedene Form des Einganges, die Einrollung des Kehldeckels und der wechselnde Abstand der Tub. cuneiformia.

Abb. 342c flach ausgebreitet, während die von Abb. 342b die Mitte zwischen den beiden Extremen hält.

Wie auch Fr. Merkel hervorhebt, ist die Epiglottis weniger steil gestellt als beim Erwachsenen, die wahren Stimmbänder als horizontal angenommen; nach Gundobin beträgt der Neigungswinkel 70—76°, beim Erwachsenen 91°. Dies ist auch in Abb. 343 zu erkennen.

Höhe und Breite des Knorpels wechseln. Die Höhe dürfte gegen 11 mm betragen, ist aber nicht ganz exakt zu messen, da der Petiolus meist noch nicht aus fertigem Knorpel besteht. Die Länge des sich frei vom Zungengrund erhebenden Kehldeckels, seitlich vom Frenulum gemessen, beträgt 4,5—6 mm, im Mittel 5,3 mm. Die größte Breite am unteren Ende — nicht der Abstand der umgekrempelten Ränder — maß ich zu 4,5—7, im Mittel 6,0 mm. Gundobin verzeichnet ähnliche Werte. Bei Erwachsenen finde ich Höhen von 20, Breiten von 20—29 mm (s. Tabelle 130).

Das Zungenbein.

Da Hasselwander in seinem Kapitel „Bewegungsapparat" des Zungenbeins nur in einer Tabelle (Bd. II, S. 475) gedenkt, sei die Entwicklung dieses Skeletstücks hier kurz besprochen.

Hasselwander erwähnt für den Körper nur einen Knochenkern, der am Ende der Fetalzeit auftreten soll. Ramband und Renault zeichnen deren zwei, die „quelques jours après la naissance" noch als kleine Körnchen erscheinen und sich erst im 1. Lebensjahr vereinigen. Ich finde beim Neugeborenen im Körper bereits ein ganzes Stück verknöchert (s. Abb. 341a), und zwar einheitlich; von einem doppelten Ursprung ist an dem Knochenkern nichts zu bemerken. Auch die großen Hörner führen in der Mitte einen kleinen Knochenkern. Im übrigen besteht das Zungenbein durchaus aus Knorpel.

Das Skeletstück erscheint beim Neugeborenen plumper als beim Erwachsenen. Über seine Lage zum Kehlkopf vgl. S. 526.

Das Lumen des Kehlkopfs.

Aditus laryngis. Der Kehlkopfeingang wird in Lage und Form wesentlich von Stellung und Gestalt des Kehldeckels beeinflußt. Er ist kürzer als beim Erwachsenen, da die Epiglottis weniger steil steht (s. Abb. 343). Seine Breite wechselt oben je nach der Einrollung der Seitenränder des Kehldeckels, kann sehr schmal (Abb. 342a) oder breit (Abb. 342c) sein. Zwischen dem Kehldeckel und dem dicken, stark vorspringenden Tuberculum cuneiforme zieht sich der Eingang in seitliche, oft geschlossene Recessus aus, um weiter nach unten medial umzubiegen. Die schwach ausgeprägten Tubercula corniculata berühren sich meistens, so daß die tiefe Incisura interarytaenoidea zur geschlossenen Spalte wird. Die kurzen, dicken Ligamenta ary-epiglottica konvergieren, also zu der ebengenannten Spalte (Abb. 342b) oder sind winkelig durch die keilförmigen Knorpel eingeknickt (Abb. 342a).

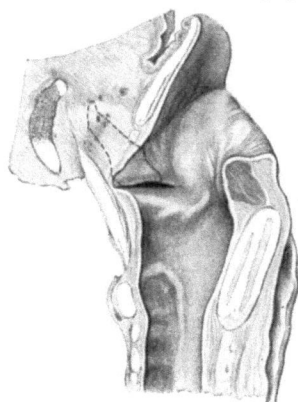

Abb. 343. Medianschnitt durch den Kehlkopf eines Neugeborenen, 2mal vergrößert. — Zu beachten die schräge Stellung des Kehldeckels und der Ringknorpelplatte, die tiefe Lage des Zungenbeins. Die Ausdehnung des Ventriculus ist durch eine gestrichelte Linie angegeben.

Als Maße des Kehlkopfeingangs finde ich die gleichen Werte wie Gundobin (G.): Länge 7,5 mm (G.: 7,3), Breite 6,5 mm (G.: 7). An erwachsenen Kehlkopfeingängen messe ich diese Strecken zu 26 und 17 mm. Demnach ist die Aditus laryngis des Neugeborenen verhältnismäßig breit.

Die Stellung des Eingangs ist beim Neonatus ebenfalls eine andere als bei dem Erwachsenen, da sein Kehldeckel mehr nach hinten geneigt ist. Infolgedessen steht die Ebene des Eingangs in spitzem, nach vorn offenem Winkel zur Ebene der Stimmbänder (s. Abb. 343a), während der Winkel beim Erwachsenen einem rechten gleichkommt.

Sinus piriformis. Seitlich vom Kehlkopfeingang liegt beiderseits der Sinus piriformis, der zum Pharynx gehört und hier nur erwähnt werden mag. Nach

C. L. Merkel ist er beim Kleinkind breit und seicht, Gundobins Maße charakterisieren ihn aber als höher und schmäler als später. Ich möchte auf seine Zahlen keinen großen Wert legen, da diese Grube verschieden abgegrenzt und durch Eröffnung und Seitenlagerung der hinteren Pharynxwand in ihrer Form auch verändert wird. Gundobins Werte sind:

	Höhe	Breite	Tiefe	
Neugeborener	11	4	7	mm
16 jähriger	20	14	13,1	,,

Vestibulum laryngis. Der Vorhof des Neugeborenen-Kehlkopfs ist niedrig; seine Stimmritze steht höher. Sein Lumen ist enger, da die kleinen Knorpel sich stark vorwulsten.

Glottis und Stimmbänder. Die Stimmritze des Neugeborenen ist etwa nur ein Drittel so lang wie die des Erwachsenen, die wahren Stimmbänder verhältnismäßig noch kürzer, da sie fast nur die Hälfte der Glottis ausmachen und deren Pars intercartilaginea fast ebenso lang ist wie die Pars interligamentosa, wie schon C. L. Merkel fand. Beim Erwachsenen nimmt der knorpelgestützte Abschnitt oft wenig mehr als ein Drittel der Stimmritze ein (s. Tabelle 128). Ich messe die Länge der Glottis bei dem Neugeborenen (Abb. 343) zu 6,5 mm, die Pars interligamentosa zu 3,5 mm, die intercartilaginea zu 3 mm. Beim Erwachsenen sind dieselben Werte (s. Tabelle 130): Glottis ♂ 26, ♀ 17 mm (C. L. Merkel: 24,2 bzw. 18 mm), Pars interligam. ♂ 16, ♀ 10 mm (Merkel: 14,6 bzw. 11,3 mm).

Das Taschenband ist nicht länger als das Stimmband.

Das Stimmband ist mehr wulstig abgerundet, springt nicht so scharf konsolartig vor wie später.

Ventriculus laryngis. Zwischen Taschen- und Stimmband senkt sich der gut entwickelte Ventriculus laryngis ein. Besonders gut ausgebildet ist die Appendix, die meist Säcke bildet, die bis zur Zungenwurzel nach oben reichen. An dem in Abb. 343 wiedergegebenen Präparat habe ich auf einer Seite die mediale Wand des Sackes abgetragen und seine Ausdehnung in Abb. 343 durch eine gestrichelte Linie angegeben. Er erstreckt sich über das Stimmband fast 6 mm hinaus nach oben, bis an die Zungenwurzel, und trägt einen kurzen, nach hinten gerichteten Anhang.

Selavunos hat diesem Blindsack eine eigene Arbeit gewidmet. Er hat ihn injiziert, bildet ihn also ad maximum aufgebläht und somit in unnatürlichem Zustande ab; doch lassen seine Abbildungen die Ausdehnung des Hohlraums gut erkennen. Die Appendix ist meist stärker ausgebildet als in unserer Abb. 343, doch zeigt sie schon beim Neugeborenen eine beträchtliche Variabilität. Er maß Höhen der Tasche von 8—9 mm.

Conus elasticus. Der Conus elasticus ist beim Neugeborenen kurz und eng. Seine Weite wird bedingt durch den festen, nicht erweiterungsfähigen Ring des Ringknorpels. Er ist gegen die Trachea schräg gestellt, da die Platte der Cart. cricoides sich, wie oben erwähnt, von unten vorn nach oben hinten zieht. Seine Achse bildet (in Abb. 343) mit der der Luftröhre einen Winkel von 160°. Gundobin maß seine Höhe bei Knaben zu 9, bei Mädchen zu 10 mm (Erwachsene 21 bzw. 17 mm).

Besonders deutlich tritt an der Schleimhautseite beim Neugeborenen die „Plica accessoria" hervor, die an der Innenseite des Aryknorpel beginnend bogenförmig nach unten vorn zieht, um dann unter den Stimmbändern parallel zu ihnen zu verlaufen und mit ihnen den Schildknorpel zu erreichen. In Abb. 343 ist sie gut ausgeprägt sichtbar.

Die Schleimhaut.
Das Epithel.

Das Epithel des Kehlkopfs macht in der Fetalzeit mehrfach Umwandlungen durch, die zur Zeit der Geburt verschieden weit gediehen sind. Patzelt hat es besonders am Kehldeckel in seiner Entwicklung eingehend verfolgt. Doch ist seinen Angaben über den Bau beim Neugeborenen nicht die vom Autor verlangte Allgemeingültigkeit zuzusprechen, da sich im Schrifttum abweichende Angaben finden und auch ich an meinem Material nicht immer die gleichen Verhältnisse antraf. Die Variabilität im Zustand der Epithelbedeckung scheint zur Zeit der Geburt eine sehr große zu sein, und daß das Epithel des Kehl-

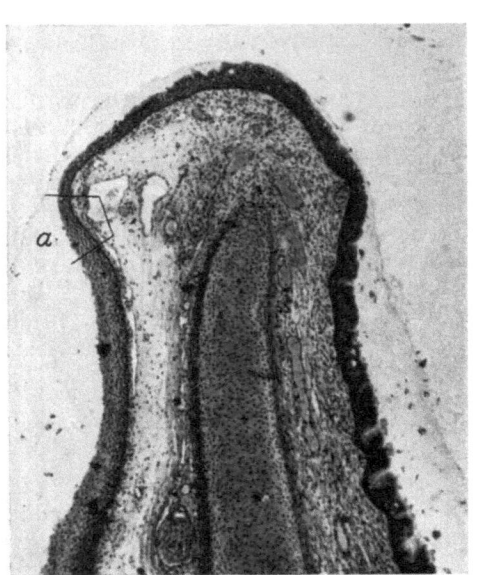
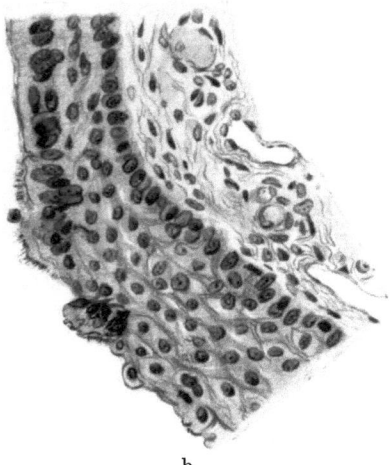

a b

Abb. 344a und b. Kehldeckel eines Neugeborenen, a) 40mal vergrößert. Links orale, rechts laryngeale Seite. Das geschichtete Plattenepithel wird an der Umschlagskante ersetzt durch ein geschichtetes Flimmerepithel, das auf der Kehlkopfseite allmählich in echtes Flimmerepithel übergeht, das Zellen von wechselnder Höhe enthält. Die bei a) umrissene Stelle ist in b) vergrößert dargestellt worden. — b) 320fach vergrößert. Umschlagskante des Kehldeckels mit Übergang des Epithels. Man sieht von oben das geschichtete Flimmerepithel plötzlich aufhören. Ein geschichtetes kubisches Epithel ersetzt es. Innerhalb desselben liegen noch 2 Bündel von offenbar abgestorbenen Wimperzellen.

deckels im wesentlichen dasselbe Verhalten beim Neugeborenen wie beim Erwachsenen zeigt, wie Patzelt meint, gilt nicht für alle Fälle.

An der Epiglottis handelt es sich um die Frage, wie weit das Flimmerepithel durch Plattenepithel ersetzt worden ist. Mit Heymann findet Patzelt auch den oberen Teil der laryngealen Fläche von Pflasterepithel eingenommen und das Flimmerepithel auf den unteren Abschnitt beschränkt. Ich finde am Kehldeckel eines abgenabelten Mädchens von 60 cm größter Länge die Vorderseite von Plattenepithel eingenommen, dessen Grenze gegen das Bindegewebe gerade oder nur wenig gewellt ist (s. Abb. 344a links); echte Papillen sind noch nicht gebildet. Am oberen Rande sind die äußersten Zellen streckenweise niedrige Flimmerzellen, unterbrochen durch Plattenepithel (s. Abb. 344b). Die laryngeale Seite ist bis an den Umschlagsrand durchaus mit Flimmerzellen bedeckt. Oben sind diese noch verhältnismäßig niedrig, erhöhen sich aber nach unten.

Das Flimmerepithel ist am Umschlagrand sicher kein mehrreihiges, sondern ein mehrschichtiges; die Wimperzellen machen den Eindruck, als ob sie abgestoßen würden. Abb. 344b liegt ein Bündel anscheinend bereits abgestorbener Wimperzellen inmitten von plattem oder „Übergangsepithel". Nach der Basis zu zeigt auch die Oberfläche des Kehldeckels einen welligen Kontur, indem das Epithel verschieden hoch ist und Gruben entstehen läßt, die keine Drüsen darstellen, da sie mit gut ausgebildeten Wimperzellen ausgekleidet sind, wie ich sie auch anderwärts im Kehlkopf, z. B. im Ventriculus sah (s. Abb. 344a rechts unten). Die bindegewebige Grundlage der Schleimhaut schickt nur flache Buckel zwischen die Buchten, aber auch dies nicht immer, so daß die unruhige Oberfläche durchaus auf Rechnung des Epithels zu setzen ist. Schleimzellen finde ich nicht, auch Geschmacksknospen kann ich in meinem Material nicht sehen. Das ist nicht auffallend, da Geschmacksknospen beim Neugeborenen zwar fast regelmäßig, aber spärlicher als beim Erwachsenen auftreten. Sie liegen an der laryngealen Fläche, näher dem oberen Rande (Patzelt). Die Ausdehnung des Flimmerepithels ist also sehr wechselnd; es reicht, wie auch Patzelt beschreibt, manchmal nur bis in die Mitte des freien Teils der Epiglottis hinauf, in anderen Fällen bedeckt es die laryngeale Fläche vollständig. Doch finden schon Abstoßungen von Flimmerzellen statt.

Das Flimmerepithel, das die Innenfläche des Kehlkopfs im übrigen auskleidet, zeigt keine Besonderheiten. Es überzieht glatt oder in Falten (besonders im Ventriculus) die bindegewebige Unterlage. Becherzellen kann ich nirgends entdecken. Gruben im Epithel, wie sie beim Kehldeckel beschrieben wurden, finden sich spärlich im oberen Teil, so im Ventriculus.

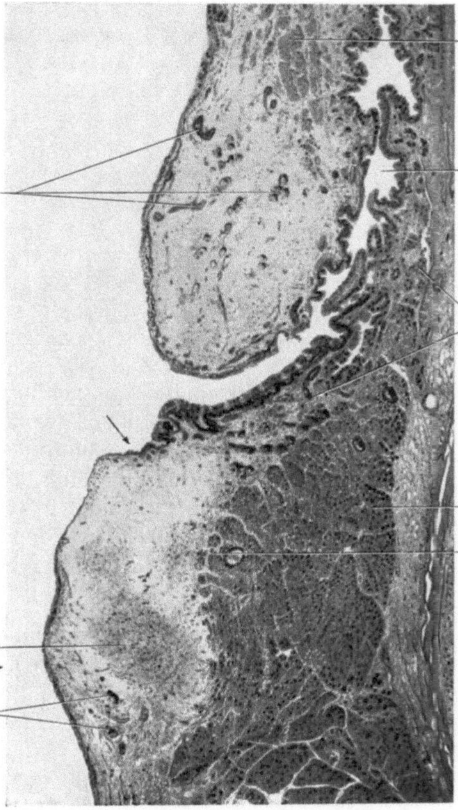

Abb. 345. Frontalschnitt durch die Stimmbänder eines neugeborenen Kindes, 22 mal vergr. Dr = Drüsen, $lg\ v$ = Ligamentum vocale, $M\ t\ a$ = Musculus thyreo-arytaenoideus, $M\ v$ = Musc. ventricularis, $M\ vo$ = Musc. vocalis, V = Ventriculus laryngis. Die Pfeile geben die Grenze des Plattenepithels an. Leider ist es mir nicht gelungen, Präparate zu erhalten, an denen das Plattenepithel in ganzer Ausdehnung erhalten war. Man erkennt aber an der Abb., daß Schleimhautpapillen vollständig fehlen. Zu beachten die geringe Entwicklung der Drüsen und das lockere Gewebe im Taschenband.

Dagegen erfordert das Epithel des Stimmbands besondere Berücksichtigung. Die Ausdehnung des Plattenepithels ist etwas geringer als beim Erwachsenen. In Abb. 345 ist sie angegeben. Es bedeckt nur einen kleinen Streifen der oberen, dem Ventrikel zugekehrten Fläche des Stimmbandes und zieht sich auch nicht weit nach unten herunter. Am Gießbeckenknorpel erstreckt es sich etwas nach oben, ohne aber Verbindung mit dem der Mundhöhle zu erreichen (Kanthack 1890). Am Taschenband, an dem Heymann sein Vorkommen beschreibt, habe ich es nie gesehen; hier findet sich ununterbrochenes Flimmerepithel. Vielleicht besteht auch hier individuelle Verschiedenheit.

Der Übergang der beiden Epithelien ineinander ist ein ziemlich plötzlicher; oben findet Kano eine Zwischenschicht von kubischem Epithel, die unten fehlt, wie ich bestätigen kann. Auf dem Stimmband selbst ist das Pflasterepithel dünn, die Zellen in 3—4 Lagen angeordnet, die obersten abgeplattet. Nach dem Conus elasticus zu erhöht es sich auf 6 Zellschichten. Eine Basalmembran ist sehr dünn, meist kaum zu sehen. Die basale Fläche nach dem Bindegewebe zu ist glatt, höchstens durch ganz niedrige Falten ausgezeichnet, und dies auch nur am unteren Teil. Echte Papillen und damit Schleimhautleisten fehlen beim Neugeborenen noch, wie ich mit Benda gegen Heymann hervorheben muß. Leider gelang es mir nicht, ein völlig einwandfreies Präparat vom Stimmband des Neugeborenen zu erhalten; an allen Schnitten durch Kehlköpfe von bald nach der Geburt verstorbenen Kindern war das Epithel stellenweise defekt, so auch in dem in Abb. 345 wiedergegebenen Präparat.

Die Drüsen sind zur Zeit der Geburt bereits entwickelt. An Zahl wohl dem Verhalten beim Erwachsenen gleich, sind sie natürlich noch wenig verzweigt, bilden noch keine dicken Lager. An der Epiglottis eines neugeborenen Mädchens fand Patzelt 125, ziemlich regelmäßig auf beide seitliche Hälften verteilt. Ihre Zahl nimmt, wie ich gleichfalls finde, von der Spitze nach der Basis zu. Sie liegen zu beiden Seiten des Knorpels oft in Gruben oder Löcher eingebettet. Besonders reichlich sprossen sie vom Epithel der Tasche aus (s. Abb. 345). Im Bereich des Plattenepithels der Stimmbänder fehlen sie. Sie bestehen aus serösen und mukösen Zellen; letztere finde ich besonders reichlich.

Die Tunica propria.

Der bindegewebige Teil der Schleimhaut ist locker gewebt und weich. Das elastische Gewebe ist gut ausgebildet und weicht in seinem Verlaufe von dem des Erwachsenen nicht ab. Lewis beschreibt es für den Neugeborenen ausführlich und vergleicht seine Befunde mit den im Schrifttum niedergelegten vom Kehlkopf des Erwachsenen.

Lewis hebt hervor, daß die elastischen Fasern in den einzelnen Teilen des Kehlkopfs verschiedenen Verlauf und verschiedene Beziehung zum Epithel haben. Am Kehldeckel zeichnet er mächtige elastische Fasermassen beiderseits vom Knorpel. Einen in der Hauptsache vertikalen Verlauf findet Lewis ober- und unterhalb der Glottis und zwischen den Arytaenoidknorpeln. Ebenda ist die elastische Masse vom Epithel durch eine dünne Lage Bindegewebe getrennt. Die Bänder: Ligamenta ary-epiglotticum und ventriculare beherbergen zarte Fasermassen, das Lig. crico-thyreoideum ist kräftig entwickelt. Ein besonderes Verhalten zeigt sich im wahren Stimmband, in dem die Fasern horizontal verlaufen und direkt auf sich das Epithel tragen. Sie treten nicht vertikal in die Schleimhautfalten ein. Nur an der medialen Seite der Processus vocales ist dies der Fall.

An der Ansatzstelle am Schildknorpel wird von Lewis und Kano ein „Nodulus elasticus" beschrieben, von dem die elastischen Fasern nach vorn und hinten ausstrahlen, mit kollagenen vermischt und viel runde und spindelförmige Zellen einschließend. Die Fasern enden in einer mächtigen Verdickung des Perichondriums des Schildknorpels. Knorpelzellen fanden weder Lewis noch Kano in dem Knoten.

Hinten zwischen Proc. vocalis und Ligam. vocale fand Kano auch einen mit Bindegewebe durchsetzten Nodulus elasticus.

Ein eigentümliches basophiles Gewebe beschreibt Ekner für einzelne Teile der Kehlkopfschleimhaut: ein Bindegewebe mit Grundsubstanz von mukoidem Charakter und kollagenen Fibrillen. Die Zellen entwickeln sich zu Fettzellen. Der Autor beschreibt solches Gewebe mit spärlicheren oder reichlicheren Fettzellen beim Neugeborenen für das Corpus adiposum laryngis zwischen Kehldeckel und Membr. thyreo-hyoidea, für die Taschenfalten und den medialen Teil des Ligam. crico-arytaenoideum posterius. Abb. 345 zeigt es im Taschenband noch wenig entwickelt; das Bindegewebe ist daselbst noch sehr locker.

Der lymphoide Apparat, der später um den Ventriculus die „Tonsilla laryngea" bildet, ist noch nicht entwickelt. In gesunden Kehlköpfen finden sich in der Schleimhaut weder Follikel noch lymphoide Infiltration, wie ich mit Tourneux und Kano gegen P. Heymann betonen muß. Nur vereinzelte Lymphocyten findet man in der tunica propria.

Das Blutgefäßnetz der Schleimhaut ist reich ausgebildet (nur im Stimmband finden es Soulié und Bardier spärlich), ebenso das Lymphgefäßnetz, das nach Teichmann dünn, weitmaschig und regelmäßig ist, während es beim Erwachsenen mehr gedrängt gewunden ist, mit Ausbuchtungen und Einschnürungen versehen.

Knorpel.

Über die Knorpel des Kehlkopfs ist im allgemeinen zu bemerken, daß an ihnen beim Neugeborenen keine Degeneration irgendwelcher Art zu finden ist, weder körnige oder schleimige Entartung, noch Verkalkung, Verknöcherung oder Gefäß- und Markraumbildung (Pascher).

Die großen hyalinen Knorpel lassen, allerdings nicht überall, die 3 Schichten Rheiners erkennen (siehe Abb. 346). Unter dem Perichondrium liegt eine sehr schmale Lage von flachen Zellen, die streckenweise fehlen kann. Darauf folgt eine zellreiche, an oxyphiler Zwischensubstanz arme Zone. Die Zellen liegen in Kapseln; die Intercellularmasse nimmt keine basischen Farbstoffe an. Das Zentrum, den größten Teil des Skeletstücks, nehmen unregelmäßig gestaltete, in reichlicher basophiler Zwischensubstanz einzeln liegende Zellen ein.

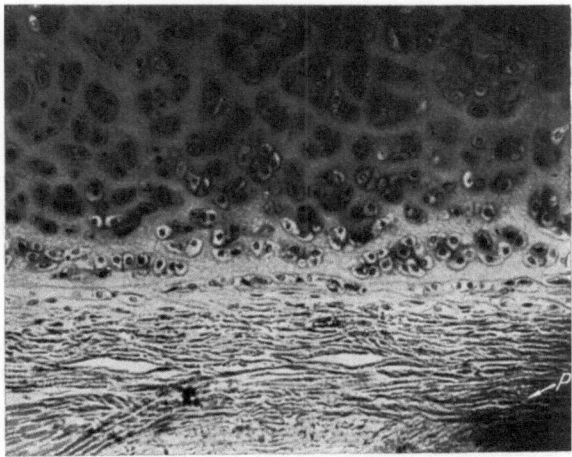

Abb. 346. Außenseite des Schildknorpels eines Neugeborenen, 90fach vergrößert. Die drei Schichten Rheiners sind bereits vorhanden: über dem Periost P eine Lage flacher Zellen, dann rundliche Zellen in spärlicher oxyphiler Grundsubstanz, im Inneren langgestreckte Zellen in reichlicher basophiler Zwischensubstanz.

Abb. 346 zeigt dieses Aussehen vom Schildknorpel des Neugeborenen b. Wie nach Rheiner beim Erwachsenen, so sind auch beim Neonatus die peripherischen Lagen besser an der Außenseite von Schild- und Ringknorpel ausgebildet als an der Innenfläche.

Bonanno unterscheidet nur ein äußeres Übergangsstratum und eine zentrale Zone mit stärker färbbarer Zwischensubstanz. Ganz in der Tiefe sollen die Zellen in Kranzform liegen; ich finde sie eher in Zügen angeordnet.

Betreffs der einzelnen Knorpel ist hervorzuheben, daß die beiden Platten des Schildknorpels noch nicht knorpelig miteinander verbunden sind. Das Zwischengewebe liefern nach Nicolas kleinere kapsellose Zellen, die in nach außen konkavem Bogen angeordnet sind. Diese Masse steht mit den Seitenplatten in Zusammenhang.

Vom Gießbeckenknorpel erwähnt C. L. Merkel, daß sein Processus vocalis weich und schwer isolierbar sei.

Die Cartilago cuneiformis fand Elkner (1934) bei einer Frühgeburt als kleine rundliche Anlage dichtgedrängter Zellen in mukoider Grundsubstanz. Zellhöfe waren noch nicht vorhanden, das Gewebe also noch nicht als Knorpel anzusprechen.

Den Hörnchenknorpel beschreibt Bonanno bei einem Kind von wenigen Tagen bereits aus elastischem Knorpel bestehend.

Die Epiglottis hat Patzelt ausführlich in ihrer Entwicklung geschildert. Sie besteht aus elastischem Knorpel von der gleichen territorialen Gliederung wie beim Erwachsenen. Um die Zellen liegen homogene Höfe, während die Außenhöfe von elastischen Fasern durchzogen sind. Die Zellen enthalten Glykogen und Fetttropfen, auch finden sich in der Zwischensubstanz Fettzellen, die ich bei Neugeborenen nicht gesehen habe, und die beim Erwachsenen fehlen. Am Stiel und an den Rändern zeigt sich ein primitiverer Bau in variabler Weise und in verschiedenem Ausmaße, indem die länglichen Zellen in spärlicher, kaum basophiler Zwischensubstanz liegen. Elastische Fasern sind sehr wenig ausgebildet, während kollagene reichlich vorhanden sind. Ein eigentliches Perichondrium ist an solchen Stellen kaum ausgebildet.

Muskeln.

Die Muskeln sind beim Neugeborenen zarter als beim Erwachsenen. Der M. vocalis zeichnet sich schon durch feinere Fasern vor der äußeren Partie des M. thyreo-arytaenoideus aus. Ich fand als Mittel von vielen Messungen die Dicke der Fasern des M. vocalis beim Neugeborenen zu $10\,\mu$ (Erwachsener $25:22\,\mu$), des M. thyreo-arytaenoideus zu $13\,\mu$ (Erwachsener $36:27\,\mu$).

Imhofer sah noch kein Pigment in der Muskulatur des Kehlkopfs beim Neugeborenen.

In ihrer Anordnung lassen die Muskeln, wie auch Kanthack betont, keine Abweichungen von den bei Erwachsenen bekannten Verhältnissen sehen.

II. Der Kehlkopf des Kindes.
Lage des Kehlkopfs des Kindes.

Das Herabrücken des Kehlkopfs in der Jugend hat Heiderich auf S. 358 dieses Bandes durch eine Tabelle von Symington illustriert. Es handelt sich in ihr um 10 Einzelfälle, von denen die Hälfte in das erste Jahr fällt. Die bedeutende Variabilität der Lage im Kindesalter erfordert, daß man so viel Daten wie möglich häuft, um mit ihnen einigermaßen sichere Werte zu gewinnen. Ich gebe daher hier noch Zahlen aus einem Buch von E. Mehnert (1901), das Heiderich nicht herangezogen hat. Mehnert verlegte den unteren Rand des Ringknorpels an Mittelschnitten für das 3. bis 4. Jahr auf die Zwischenscheibe zwischen dem 4. und 5. Halswirbel und für das 7. Jahr auf das obere Drittel des 6. Halswirbels. Dann aber hat er an lebenden Kindern die Lage des unteren

Ringknorpelrandes zum Dornfortsatz des 6. Halswirbels bestimmt. Die Tabelle 127 gibt die ermessenen Werte. Wenn auch Mehnert selbst betont, daß ,,während des postfetalen Wachstums eine . . . gewaltige individuelle Breite in der Variation des Kehlkopfstandes existiert", so läßt sich doch im allgemeinen aus der Liste ein Tiefertreten des Larynx herauslesen. Vor der Pubertät erreicht der untere Rand des Ringknorpels nur einmal die Querebene des Dornfortsatzes des 6. Halswirbels, nach ihr steht er bei Männern überhaupt nicht mehr, bei Frauen nur in wenigen Fällen über dieser Ebene.

Tabelle 127. **Stand des unteren Randes des Ringknorpels zur Querebene des Dornfortsatzes des 6. Halswirbels, nach Mehnert, in Millimeter gemessen.** Abstand von der Querebene (0) nach oben mit +, nach unten mit — bezeichnet.

	Männliches Geschlecht			Weibliches Geschlecht			
Alter in Jahren	Zahl der Fälle	Variationsbreite	Durchschnitt	Zahl der Fälle	Variationsbreite	Durchschnitt	Alter in Jahren
4				1		+15	4
7	2	+2 bis +3	+ 2,5				7
8	1		+14				8
9	1		+ 1			+15	9
11				1		+ 2	11
12				1		0	12
13	1		+ 7				13
15	4	0 bis —15	— 8	6	+2 bis —12	— 7	15
16	1		— 6	9	—1 bis —18	— 8	16
17	5	—3 bis —22	—16	14	+5 bis —18	— 7	17
20	5	—1 bis —23	—13	5	—8 bis —20	—13	20
21—25	25	0 bis —30	—17	44	+5 bis —22	—11	21—25

Grävinghoff erkennt aus seinen Röntgenbildern (S. 447 dieses Bandes), daß schon beim Kleinkind gegenüber dem Säugling eine Senkung und Streckung des Kehlkopfs stattfindet.

Die endgültige Stellung wird sich im allgemeinen erst während oder nach der Pubertät einstellen, kann natürlich in Einzelfällen auch schon früher erreicht sein. Berkenbusch gibt dafür das 7. Jahr an, was mir zu früh zu sein scheint.

Als Ursache für das Tiefertreten wird das Wachstum der Gesichtsknochen, besonders des Unterkiefers, angenommen (Symington), im Verein mit dem Heraufsteigen der Wirbelsäule durch Wachstum des Lendenteils (Berkenbusch).

Die Beziehungen des Zungenbeins zum Kehlkopf ändern sich in der Kindheit insofern, als Hyoid und Schildknorpel sich voneinander entfernen und das Ligamentum thyreohyoideum sich ausbildet und verlängert. Freilich lassen sich diese Verhältnisse an herausgeschnittenen Kehlköpfen nicht gut erkennen, da bei der Fixation die sich kontrahierende Muskulatur die beiden Skeletstücke einander nähert, auch die Stellung des Kopfes von Einfluß ist. Eine Entfernung des Zungenbeins vom Schildknorpel und ein Höherrücken ist bei Vergleich der Mittelschnitte (Abb. 350a—c) nicht zu verkennen. Bei Abb. 350b war der Hals stark gestreckt.

Galatti gibt genauere diesbezügliche Daten: 8 Monate: Das Zungenbein liegt vor und unter dem oberen Schildknorpelhorn. Ein Ligament fehlt noch, beide Skeletteile sind bei höchster Anspannung 5 mm voneinander zu entfernen. Ende des 1. Jahres: Der Abstand vergrößert sich. Das Hyoid liegt noch auf dem Kehlkopf, ohne ihn zu überlagern. 4 Jahre: Es deckt noch den Schildknorpel, ist aber leicht abhebbar. Um das 6. Jahr treten die Ligamenta thyreohyoidea mediale und laterale erst deutlich hervor. 8 Jahre: Abstand der beiden Skeletstücke 1 cm, Band in der Mittellinie 15 mm hoch ausspannbar, am oberen Horn 9 mm. Weitere Wachstumsveränderungen verzeichnet Galatti nicht.

Tabelle 128. Größe des Kehlkopfs

Alter	Neugeb.	6 Wochen ♂	5 Mon. ♀	1¼ Jahr ♂	2 Jahre ♂	3 Jahre ♂	4 Jahre ♂	4 Jahre ♀	6 Jahre ♂
Höhe vorn { Mitte	13	12,5	14	16	17	13	18	17	20,5
Höhe vorn { seitlich	17,7	15,5	17	20	20	18	24,5	22	25,5
Höhe hinten	14	13	14	16	17	19	20	19	21
Incis. interaryt.	2	2	2	1	2	3	1,5	2	2
Breite am unteren Rand d. Incis. thyreoid.	21	25	21	24	26	25,5	31	24	30
Tiefe ebenda	14	13	13	14	15	15	18	16	18
Tiefe : Breite	1:1,5	1:1,9	1:1,6	1:1,7	1:1,7	1:1,7	1:1,7	1:1,5	1:1,7
Breite unt. Rand Schildknorpel	16	15	16	18	21	20	21	19	22
Tiefe ebenda	10	11,5	11,5	13	15	15,5	16	12,5	18
Tiefe : Breite	1:1,6	1:1,3	1:1,4	1:1,4	1:1,4	1:1,3	1:1,4	1:1,5	1:1,2

Das Wachstum des Kehlkopfes im Kindesalter.

Größe des Kehlkopfs.

Im Schrifttum findet sich bei allen Autoren die Angabe, daß der Kehlkopf in den ersten Lebensjahren stark wächst, daß dann das Wachstum fast stillsteht, um mit der Pubertät plötzlich mächtig zuzunehmen. Doch ist es post pubertatem noch nicht abgeschlossen, so daß das Organ auch in den späteren Jahren größer wird.

Die Zeit der ersten Größenzunahme wird allerdings sehr verschieden angegeben. C. L. Merkel schreibt von einem starken Wachstum in den ersten 5 Jahren; Luschka beschränkt diesen Zeitraum mit Richerand auf die ersten 3 Jahre, während Gundobin den Kehlkopf im ersten Jahre wachsen läßt.

Ich kann zu dieser Frage nur individuelle Werte beisteuern, die in Tabelle 128 verzeichnet sind. Für das erste Jahr ergibt die Liste nur eine geringe Größenzunahme, dagegen finden sich vom 4. Jahre an durchweg höhere Werte, die sich bis zum 10. und dann bis zum 14. Jahre nur wenig erhöhen, so daß meine Zahlen die Ansicht früherer Forscher bestätigen: Der Kehlkopf wächst in den ersten (4) Lebensjahren stark, um bis zur Pubertät nur langsam an Größe zuzunehmen.

Während der Pubertät vergrößert sich das Organ außerordentlich, besonders beim Jüngling, wie ein Vergleich der Werte vom 14- und 17jährigen Jüngling lehrt. Die Zeit, in der dieses statthat, berechnet Fr. Merkel auf bis zu 2 Jahren, Gundobin präzisiert sie auf das 14. bis 16. Lebensjahr.

Abb. 347 illustriert dieses Verhalten sehr deutlich. In ihr sind Kehlköpfe von Kindern von 0, 1¼, 4, 10 und 17 Jahren in gleichem Maßstabe (⁹/₁₀ nat. Gr.) dargestellt. Zu beachten ist das starke Wachstum von der Geburt bis zum 4. Jahre, das „Stehenbleiben" bis zum 10. Jahre, das erneute kräftige Wachstum in der Pubertät. Post pubertatem (Abb. 347e) beträgt die Größe des Kehlkopfs etwa das Dreifache der Größe des Kehlkopfs des Neugeborenen.

Daß das Wachstum nach der Pubertät noch nicht abgeschlossen ist, zeigt die Tabelle 128, in der die Maße von einem 29jährigen Manne eingetragen sind: sie sind durchweg höher als die des 17jährigen.

Für das relative Wachstum gibt Gundobin noch einige Zahlen: Der Kehlkopf des 3jährigen Kindes ist 1,3mal so lang wie der des Neugeborenen. Mit 7 Jahren erhöht sich dieser Wert auf 1,6, mit 14 auf 1,8, mit 16 auf 2,2. Ich berechne aus meinen Messungen etwas geringere Werte.

Größe des Kehlkopfs.

des Kindes in Millimeter.

6½ Jahre ♀	8 Jahre ♂	10 Jahre ♂	12 Jahre ♂	12 Jahre ♀	14 Jahre ♂	17 Jahre ♂	29 Jahre ♂	Erwachs. ♂	Alt ♀	Erwachs. ♀
16,5	21	19	21	24	20	30	28	—	31	—
22,5	26,5	25	28	33	29	39	41	—	40	—
20	22	20	19	21,5	21,5	29	36	—	32	—
2	3	3	2	2	2	4	5	—	4	—
29,5	31	32	31,5	34	34	44	48	—	42	—
19,5	22	22	19	21	25	27	37	—	24	—
1:1,5	1:1,4	1:1,5	1:1,7	1:1,6	1:1,36	1:1,6	1:1,3	—	1:1,65	—
25	25	25	22	26	27	32	39	40 K	33	35 K
16	19	17,5	18	18	20	25	30	30 K	22	24 K
1:1,6	1:1,3	1:1,4	1:1,2	1:1,4	1:1,35	1:1,3	1:1,3	—	1:1,5	—

Für das Gewicht finde ich nur eine Angabe von Bergeat. Er wog den Kehlkopf eines 6jährigen tuberkulösen Kindes und fand ihn 2,6 g schwer (Erwachsener ♂ 11—15 g, ♀ 6—10 g).

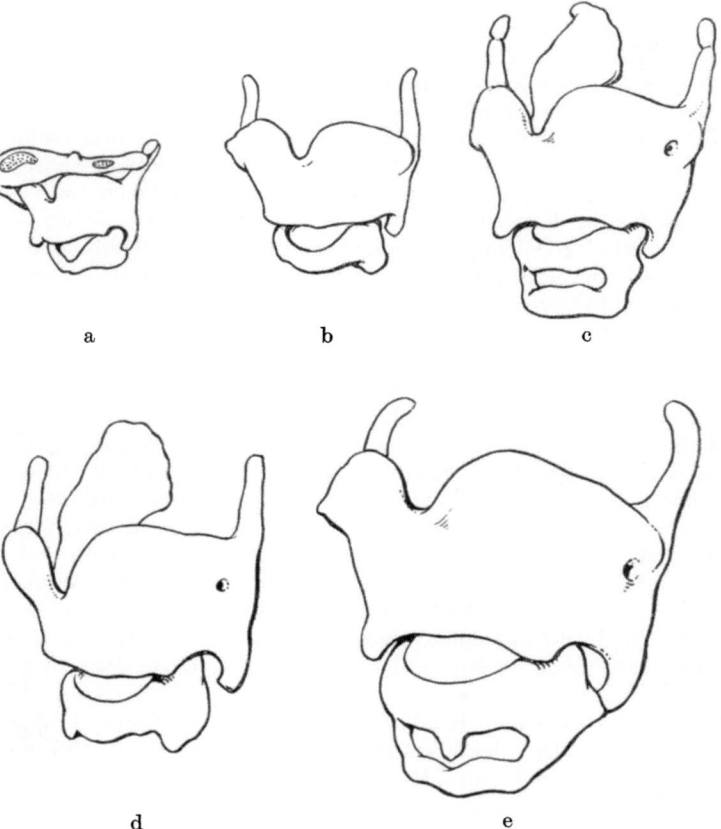

Abb. 347a—e. Kinderkehlköpfe in $^9/_{10}$ natürlicher Größe, um das Wachstum zu zeigen: a) Neugeborener, b) 1¼ Jahre, c) 4 Jahre, d) 10 Jahre, e) 17 Jahre. Zu beachten das bei diesen Kehlköpfen fehlende Wachstum zwischen 4 und 10 Jahren.

Gestalt des Kehlkopfs.

Der Kehlkopf des Kleinkindes gleicht noch sehr dem des Neugeborenen, hauptsächlich infolge der geringen Formwandlung, die der Schildknorpel in dieser Zeit durchmacht. Er ist breit, flach und gerundet. Erst mit der schärferen Abknickung der beiden Platten des Schildknorpels, mit dem Herausmodellieren einer Protuberantia laryngea, verändert sich sein Aussehen. Die Beschreibung des Schildknorpels gibt die diesbezüglichen Maße und Zeiten.

Auch ist der ganze Kehlkopf des Kindes breiter und weniger tief. In Tabelle 128 habe ich Breite und Tiefe einmal am unteren Rande der Incisura thyreoidea und dann am unteren Rande des Schildknorpels gemessen. Das Verhältnis dieser beiden Werte ist in den ersten 6 Lebensjahren sehr groß, d. h. es überwiegt die Breite. Später nimmt langsam in individuell wechselndem Maße die Tiefe zu, was schneller während der Pubertät der Fall ist. Allerdings besitzt der Jüngling von 17 Jahren noch keinen sehr tiefen Kehlkopf. Die Formänderung während der Kinderzeit tritt in den Abbildungen 348a—d deutlich heraus.

Geschlechtsunterschiede im Kindesalter.

C. L. und Fr. Merkel, Luschka und Symington stimmen darin überein, daß in den Kehlköpfen von Kindern vor der Pubertät Geschlechtsunterschiede nicht oder nur in unwesentlichem Grade vorhanden sind.

Nur Gundobin und Galatti sind anderer Meinung. Gundobin schreibt, daß er bis zum 3. Jahre keine Unterschiede bei Knaben und Mädchen gefunden habe. Galatti will dies nur für das 1. Lebensjahr gelten lassen, während im 2. das weibliche Geschlecht weiter vorgeschritten sei als das männliche, aus individuellen Fällen herausgelesen; im 9. bis 11. Jahr sei das umgekehrte Verhalten anzutreffen. Gundobin glaubt, der Kehlkopf der Mädchen sei vom 3. Jahre an kürzer als der der Knaben, und vom 4. Jahre an, vom 7. Jahre an besonders deutlich, in sagittaler Richtung weniger ausgedehnt als beim männlichen Geschlecht. Mit Galatti stimmt er darin überein, daß vom 10. Jahre an sich die Geschlechtsverschiedenheiten schärfer ausprägen. Im Vereinigungswinkel der Schildknorpelplatten ist dies vom 12. Jahr an klar zu erkennen.

Diese so widersprechenden Angaben veranlaßten mich, 3 Paare von Kinderkehlköpfen auf diese Verhältnisse hin genau zu untersuchen, ein Paar ♂ und ♀ 4 Jahre alt, eines ♂ 6, ♀ 6½ Jahre alt, eines von 12 Jahren. Die absoluten Maße sind in Tabelle 130 aufgeführt. Da die Größe des Kehlkopfs in Beziehung zu der Länge des Trägers steht, letztere aber nicht bekannt ist, möchte ich auf diese Zahlen keinen großen Wert legen, zumal sie nur einzelnen Individuen entnommen sind. Wichtiger erscheint es mir, die Paare in den Merkmalen zu vergleichen, die als Geschlechtsunterschiede bei Erwachsenen bekannt sind. Dies ist in Tabelle 129 geschehen. Es handelt sich um den Winkel, den die Platten des Schildknorpels einschließen (bei ♂ kleiner), sowie um 2 Verhältniszahlen: Höhe zu Breite des Schildknorpels (bei ♂ kleiner als beim ♀) und größte sagittale Tiefe und frontale Breite des Kehlkopfs in Höhe der Protub. laryngea (bei ♂ größer).

Der Larynx des 4jährigen Knaben ist größer und kräftiger als der des gleichalterigen Mädchens. Die Schildknorpelplatten gehen etwas schärfer gewinkelt ineinander über, gerundet beim Mädchen. Das Verhältnis Höhe zu Breite des Schildknorpels entspricht beim Knaben dem männlichen Typ, dagegen ist sein Sagittaldurchmesser des Kehlkopfs verhältnismäßig zu klein. Auch das Organ des 6jährigen Knaben ist größer als das des 6½jährigen Mädchens; obgleich der Winkel der Schildknorpelplatten beim Knaben kleiner ist, springt doch seine Protuberantia laryngea weniger hervor als beim Mädchen. Die beiden Verhältnisse a : b und c : d sind umgekehrt als bei Erwachsenen. Endlich ist der weibliche Kehlkopf von 12 Jahren in allen Merkmalen größer als der männliche (ein Erreur de sexe ist absolut ausgeschlossen). Beim Knaben ist nur das Verhältnis Breite zu Tiefe des Larynx männlicher als beim Mädchen, die anderen Maße geben entgegengesetzte Werte.

Tabelle 129. Geschlechtsunterschiede bei kindlichen Kehlköpfen. Maße in Millimetern.

Merkmal	4 Jahre ♂	4 Jahre ♀	6—6½ Jahre ♂	6—6½ Jahre ♀	12 Jahre ♂	12 Jahre ♀
Winkel der Schildknorpelplatten in Graden	100	104	100	104	105	96
Schildknorpel a Höhe	17	13,5	17	16	18	21
b Breite	21,5	18	24	22	22,5	24
a : b	1 : 1,26	1 : 1,33	1 : 1,4	1 : 1,38	1 : 1,25	1 : 1,15
Kehlkopf c sagittal	18	16	18	19,5	19	21
d frontal	31	24	30	29,5	31,5	34
c : d	1 : 1,72	1 : 1,5	1 : 1,7	1 : 1,5	1 : 1,7	1 : 1,6

Wenngleich die Tabelle 129 nur individuelle Einzelwerte zusammenstellt, so lassen diese Zahlen doch erkennen, daß in keinem Falle der Knabenkehlkopf durchaus männliche Merkmale zeigt, sondern daß sich männliche und weibliche Eigenschaften anscheinend regellos auf Knaben und Mädchen verteilen.

Ich möchte mich also in meinem Urteil über das Vorhandensein von Geschlechtsunterschieden im Kindesalter den älteren Autoren anschließen; ausgenommen vielleicht bezüglich der Größenverhältnisse, die von der Größe des Kindes abhängig sind, sind im Kindesalter keine deutlichen und ausgesprochenen Geschlechtsunterschiede aufzufinden. Doch bekenne ich gern, daß ein großes Material vielleicht in irgendeinem Merkmal statistisch eine sexuelle Differenz geringen Grades herausarbeiten lassen kann.

Die Kehlkopfknorpel im Kindesalter.

Die Knorpel sind beim Kinde nicht nur kleiner, sondern auch dünner und biegsamer als beim Erwachsenen.

Der Schildknorpel. Größe- und Gestaltveränderungen des Schildknorpels beim Kinde illustrieren die Abb. 348a—d und Tabelle 130. Die Maße für das 1. Jahr stimmen gut überein mit den von Taguchi gewonnenen: er fand die Höhe vorn in der Mittelebene zu 8 mm (6—10 mm), an der Seite 11 mm, die Tiefe der Incisur zu 3 mm.

Am auffallendsten ist die Formwandlung bezüglich des Bogens oder Winkels, in dem die Platten zusammenstoßen. Im 1. Lebensjahr bilden diese einen gerundeten Bogen, der nur wenig enger ist als beim Neugeborenen. Eine Protuberantia laryngea ist noch nicht vorhanden; Abb. 348a vom 1¼ Jahre alten Knaben zeigt dieses Verhalten sehr gut. Die Incisur ist ziemlich tief, aber breit gerundet.

Sehr bald spitzt sich die Incisur zu, die Platten werden ebener, flacher und beginnen sich in gut meßbarem Winkel zueinander zu stellen. Bei einem zweijährigen Knaben beträgt dieser schon nur noch 107°, ein Maß, das allmählich bis auf 100° und darunter zurückgeht. Gleichzeitig wulstet sich der untere Rand der Incisur vor und bildet so eine anfangs noch unbedeutende Protuberantia laryngea. Galatti verzeichnet die erste Andeutung davon im 6. Jahre; ich kann sie schon im 4. Jahre sehen (Abb. 348b). Im 10. Jahre (Abb. 348c) ist sie nur wenig mehr ausgeprägt, doch sind die Platten in ganzer Höhe etwas mehr gegeneinander abgeknickt, was nach der Pubertät (Abb. 348d) klar hervortritt.

Tabelle 130. Größe der Kehlkopf-

Alter		Neugeb.	6 Woch. ♂	5 Mon. ♀	1¼ Jahr ♂	2 Jahre ♂	3 Jahre ♂	4 Jahre ♂	4 Jahre ♀
Schildknorpel,	Höhe Mitte	6,3	8	9	9	11	9	10,5	8,5
,,	Höhe seitlich	11	11	12	13	14	14	17	13,5
,,	Tiefe der Incisur	3,75	4	3,5	5	4	4	5	4,5
,,	Breite	14	14	15,5	16	20	20	21,5	18
,,	Winkel der Platten	130° G	115°	—	120°	107°	115°	100°	104°
,,	Oberes Horn Länge	6,1	8	8	9	9	8	12	8
,,	Unteres Horn Länge	3,75	3	4	4	4	4	5,5	4
Ringknorpel,	Bogen Höhe Mitte	2,2	2	3	3	3,5	3,5	4	4
,,	,, ,, seitlich	5	5	5	5	6,5	6	7	6
,,	Platte Höhe Mitte	9,25	9	10	11	12	13	14,5	12,5
,,	,, ,, seitlich	9,75	10	11	11,5	14	13	15,5	14
,,	untere Öffnung sagittal	5,5	6	7,5	8	9	7	11	6,5
,,	,, ,, frontal	7,5	7	7	14	11	8	11	8
,,	sagittal : frontal	1:1,4	1:1,1	1:0,9	1:1,75	1:1,2	1:1,1	1:1	1:1,2
Stellknorpel,	Höhe Gelenk bis Spitze	6	5	5	6	6	7	7,5	6
,,	Proc. muscul. bis Spitze der Cart. cornicul.	8	8	8	10	10	11	12	10

Fertig modelliert ist dann aber der Schildknorpel noch nicht. Weder tritt in Abb. 348 d ein scharfer Adamsapfel in Erscheinung, noch ist der Platten-

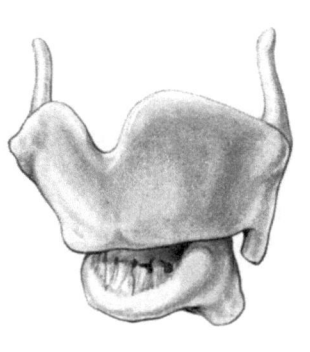
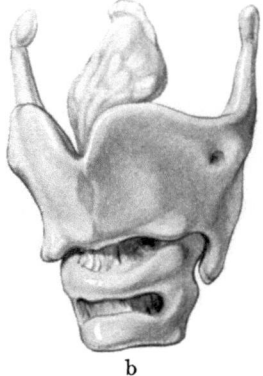
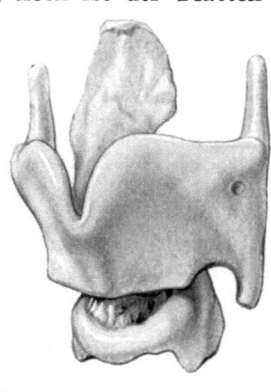

a   b   c

Abb. 348 a—d. Kinderkehlköpfe von vorn links.
a) 1¼ Jahre, 1½ fach vergr.; b) 4 Jahre, nat. Gr. (die Cartilago triticea ist mit gezeichnet); c) 10 Jahre, 1⅛ fach vergr.; d) 17 Jahre, auf ⁴/₅ verkleinert.

d

winkel klein; er beträgt bei dem kräftigen 17 jährigen Jüngling noch 110°, während ich bei einem 29 jährigen Manne 80° maß.

Die Modellierung der Oberfläche nimmt im Kindesalter kräftig zu. Die Tubercula superius und inferius sind in Abb. 348 a erst schwach angedeutet, treten im Laufe der Jahre aber immer deutlicher heraus (Abb. 348 b—d).

Die Hörner des Schildknorpels wachsen mit dem Organ, die oberen stärker als die unteren, da sie die dreifache Länge erreichen, während die unteren sich nur auf das Doppelte verlängern. Ihre Stellung ändert sich in der Kindheit. Ich fand sie knorpel des Kindes in Millimetern.

6 Jahre ♂	6½ Jahre ♀	8 Jahre ♂	10 Jahre ♂	12 Jahre ♂	12 Jahre ♀	14 Jahre ♂	17 Jahre ♂	29 Jahre ♂	Erwachs. ♂	Alt ♀	Erwachsen ♀
12	10	12	11	11	12	11	15	17	17 M	14	11,9 M
17	16	17,5	17	18	21	20	24	30	29,3 M	23	20,2 M
6	6	5,5	6	6	4	6	8	14	14,7 M	9	7,9 M
24	22	25,5	25	22,5	24	28	33	43	37,9 M	30	25,9 M
100°	104°	105°	100°	105°	96°	105°	110°	80°	73° M	115°	100–120° M
12,5	12	11	11	11	11	9	18	(20)	18,5 M	13	13 M
4	3	4	5	4	4,5	6	7	6,5	6 M	7	5 M
4	3	4	5	4	4,5	5	7	6	7,9 M	6,5	6 M
6	6,5	7	6	7	9	9	10	9,5	—	12	—
14	14,5	16	14	14	16	15	24	27	27,1 M	21	18,8 M
15	15	17	16	20	17,5	18	25	27	29,3 M	23	21,1 M
11	8	12*	11	10	12,5	13	15	22	21,3 M	17	14,1 M
12	11	12	12,5	11	12	16	17	22	21,4 M	17	11,3 M
1:1,1	1:1,4	1:1	1:1,1	1:1,1	1:0,96	1:1,2	1:1,1	1:1	—	1:1	—
7,5	6	8	8	8	9	9	9	14	—	10	—
12	10,5	12	13	13	12,5	12	15	21	20,3 M	17	18 M

in den ersten Jahren meist etwas nach außen gerichtet — in Abb. 348a betrifft dies allerdings nur die äußerste Spitze. Gundobin meint, daß sie sich mit 3 Jahren aufzurichten beginnen und mit 8 Jahren die vertikale Lage erreicht haben. Doch wechselt ihre Stellung sehr. Abb. 348c zeigt sie im 10. Jahre völlig vertikal verlaufend, bei dem 17 jährigen Jüngling (Abb. 348d) laden sie erst etwas nach hinten-seitwärts aus, um an der Spitze nach medial umzubiegen. Galattis Befund, daß sie beim Kinde von 11 Monaten fast horizontal gerichtet wären, kann ich nicht bestätigen. Galatti findet sie schon beim 3jährigen Kinde fast ganz vertikal stehend.

Die Formveränderungen des Schildknorpels laufen in der Hauptsache im 1. Jahrzehnt des Lebens ab und setzen erst wieder mit der Pubertät ein.

Daß der vorderste Teil, die Verbindung zwischen den beiden Platten, einen besonderen Bau besitzt (s. S. 558), zeigt auch das Aussehen des Knorpels: in Abb. 348a und b zeichnet sich diese Übergangsstelle als schmaler dunkler, zwischen die beiden Lamellen eingeschobener Streifen aus.

Ringknorpel. Über Größen- und Gestaltsveränderungen des Ringknorpels im Kindesalter unterrichtet Tabelle 130. Sie zeigt in keiner Beziehung ein gleichmäßiges Fortschreiten nach den beim Erwachsenen anzutreffenden Verhältnissen hin, so daß bestimmte Zeitangaben für eine Veränderung nicht zu machen sind.

Allmählich nimmt der Ring runde Gestalt an, indem der anfangs im Querschnitt querovale Knorpel mehr in sagittaler Richtung als in frontaler wächst. Die endgültige Form wird im 8. Lebensjahre erreicht sein, wenn auch in früheren Jahren runde Ringknorpel zur Messung kommen.

Die Neigung der Platte von vorn unten nach hinten oben nimmt allmählich ab. Nach Gundobin und Galatti soll sie um das 4. Jahr verschwinden. Ich finde sie (Abb. 349a, b) bis zum 5. Jahre im Oberflächenbild gut ausgeprägt. Der Kehlkopf des 17jährigen Jünglings (Abb. 349c) zeigt sie nicht mehr. In den Mittelschnitten (Abb. 350a—c) ist sie bei dem 2jährigen Kind wenig, dagegen bei dem 10jährigen deutlich zu sehen. Somit scheint diese Schrägstellung endgültig erst in späteren Jahren rückgängig gemacht zu werden.

Auffallende Besonderheiten bietet der untere Rand des Knorpels. Ich fand ihn bei 11 Kehlköpfen, 22 Seiten, nur in 5 Fällen glatt. In 11 Fällen (Abb. 348a u. c) zog sich der Bogen an der Seite zu einem nach unten gerichteten Fortsatz aus, der in weiteren 8 Fällen (Abb. 348b u. d) mit dem ersten Trachealring verwachsen war. Von den 11 Kehlköpfen zeigten 2 diese Verschmelzung einseitig, 3 doppelseitig.

Auch bei Erwachsenen wird diese Verwachsung beschrieben, besonders von älteren Autoren. Der im Schrifttum bewanderte Fr. Merkel verzeichnet sie unter den Variationen, Rouvière (Anat. humaine I, Paris 1924) nennt sie „assez souvent". In den deutschen Lehrbüchern ist dieses Vorkommnis meist übergangen. Wie oft es zu beobachten ist, ist meines Wissens nicht festgestellt worden. Es wäre interessant, statistisch anzugeben, ob es im Kindesalter häufiger vorkommt als beim Erwachsenen. Ob sich diese Verbindung also zurückbilden kann oder ob sie bestehen bleibt, ist zur Zeit nicht zu entscheiden.

Für Schild- und Ringknorpel lassen sich auch an den Mittelschnitten von Symington von Kindern von 1, 6 und 13 Jahren Maße abnehmen, die aber mit den in Tabelle 130 niedergelegten nur teilweise übereinstimmen.

Gießbeckenknorpel. Die Gießbeckenknorpel wachsen langsam und erreichen nach Tabelle 130 erst im 8. Jahre das anderthalbfache der Länge des Knorpels beim Neugeborenen. Merkwürdigerweise ist auch die Größenzunahme während der Pubertät nicht erheblich (vgl. die Werte vom 12., 14. und 17. Jahre) und erhöht sich erst nach dieser Zeit.

Die Gestalt verändert sich wenig. Es will mir scheinen, als ob der Knorpel im Kindesalter schmäler wäre als später — doch gelang es mir nicht, diesen Eindruck zahlenmäßig zu bestätigen. Die Konkavität der hinteren Fläche ist beim Kinde ausgesprochener als beim Erwachsenen. Dies wird noch erhöht durch die Stellung der Hörnchenknorpel, die nach hinten vorspringen.

Galatti meint, daß beim 8 Monate alten Kinde der mediale Rand weiter vorn liege — ich kann diese Schrägstellung nicht finden.

Kleine Kehlkopfknorpel. Die Cartilago corniculata drängt ihr Tuberculum im Kindesalter stark nach hinten vor; Abb. 349a—c zeigen dessen allmähliches Zurücktreten. Der Knorpel ist, wie ich gegen Galatti bemerken muß, auch beim Kleinkind dem Aryknorpel beweglich aufgesetzt.

Von den in Vorkommen und Aussehen sehr variablen Cart. cuneiformes ist nichts Besonderes zu sagen.

Das Corpusculum triticeum richtet sich im Kindesalter aus der horizontalen oder gar nach vorn geneigten Stellung (Abb. 341a) allmählich auf. Galatti findet es noch im 5. Jahre, wenn vorhanden, horizontal auf der Achse des Hyoids stehend. Ich traf es schon im 4. Jahre in der Verlängerung des oberen Schildknorpelhorns gestellt (s. Abb. 348b), doch mag sich die Richtung mit der Lage des Kopfes ändern.

W. Gruber findet es im Kindesalter kleiner als beim Erwachsenen. Er mißt den Knorpel bei Knaben von 5—15 Jahren 6 mm lang (Männer 7—13 mm), 4 mm in sagittalem Durchmesser (Männer 3,5—5 mm), 2,5 mm in querem (Männer 2,5—4,5 mm). Bei Mädchen und Frauen sind die gleichen Maße 3 (6), 2 (3,5) und 1,5 (3) mm.

Epiglottis. Der Kehldeckel ändert im Kindesalter seine Größe, Lage und Form.

Die Höhe maß ich im freien Teil vom Grunde der Vallecula aus. Die Werte sind in Tabelle 132 eingetragen und lassen erkennen, daß das Wachstum bereits im 1. Jahre ein beträchtliches ist, vom 4. Jahre an aber nicht sehr fortschreitet. Auch gleich nach der Pubertät ist der Knorpel nicht viel höher als vorher und erreicht erst in späteren Jahren seine endgültige Höhe und Breite.

Die Aufrichtung des Kehldeckels ist an den Mittelschnitten Abb. 350a—c zu verfolgen. Im 2. Jahr sehe ich ihn, wie auch Galatti (bei gestrecktem Hals, Abb. 350b), ziemlich steil gestellt. Auch die laryngoskopischen Bilder zeigen, wie der Knorpel anfangs den Einblick in den Kehlkopfraum durch seine Neigung verdeckt und erst nach Erhebung vollständig gestattet (s. Abb. 355a, d).

Die Formveränderung besteht hauptsächlich in einer Abflachung in querer Richtung. Galatti findet den Rand seitlich noch beim 3jährigen Kinde umgekrempelt, beim 8jährigen wenig und beim 10jährigen kaum eingebogen. Ich begegne einem sehr wechselvollen Gestalten. Im 1. und auch 2. Jahre (s. Abb. 349a) ist die Gestalt der Epiglottis noch rinnenförmig, auch im 6. Jahre ist der Rand noch etwas nach innen eingezogen, doch kann er zu dieser Zeit (Abb. 349b) oder auch früher schon abgeflacht sein. Patzelt schreibt, daß er Kehldeckel von Kindern von 2 Wochen, 6 Monaten und $2^{1}/_{2}$ Jahren wie bei Erwachsenen gestaltet fand. Ich kann seine Angaben für das 1. Jahr nicht bestätigen. Doch muß man eine enorme Variabilität zugeben, da frühkindliche Formen auch bei Erwachsenen anzutreffen sind.

Eine weitere Veränderung ist die Ausbildung des Tuberculum epiglottidis, das Galatti im 2. Jahre in Andeutung fand. Meine Präparate zeigen es in den ersten 2 Jahren noch nicht angelegt, erst vom 4. Jahre an schwach ausgebildet und bis zur Pubertät in diesem Zustande verharrend. Auch der Kehlkopf des 17jährigen Jünglings besitzt kein stark vorgewulstetes Tuberculum. In Abb. 355 ist dieses nur beim 13jährigen Knaben (d, links) sichtbar.

Das Zungenbein.

Die Verknöcherung des Zungenbeins schreitet in der Kinderzeit langsam vor. Die Knochenkerne vergrößern und verlängern sich. Nach Ablauf des 1. Lebensjahres liegt der des Körpers noch von reichlichen Knorpelmassen umwandet, der Kern des großen Hornes nimmt kaum die Hälfte der Länge dieses Fortsatzes ein. Nach dem 4. Jahre ist schon $^{3}/_{4}$ des Cornu maius knöchern, der Körper bis auf schmale Ränder. Im 6. Jahre finde ich die gleichen Verhältnisse. Im 8. Jahre breiten sich die Knochenmassen so weit aus, daß man schon von einem knöchernen Hyoid reden kann, mit schmalen Knorpelstreifen an Körper und großem Horn, dessen Ende ebenfalls knorpelig bleibt, wie auch das kleine Horn. Die folgenden Jahre bringen nur einen geringen Fortschritt, noch im 12. Jahre ist das Cornu minus knorpelig. Im 17. Jahre ist das Skeletstück fast völlig verknöchert, der Körper aber noch nicht mit den Hörnern vereinigt. Das große Horn trägt am Ende noch eine knorpelige Epiphyse ohne Knochenkern, das kleine besitzt einen solchen. Rambault und Renault verzeichnen dieses Stadium für das 14. und 15. Jahr, doch enthält das betreffende Zungenbein auch schon einen Knochenpunkt im Ende des großen Horns.

Muskeln.

Bezüglich der Anordnung der Muskulatur sagt Kanthack (1892), daß der kindliche Kehlkopf keine Besonderheiten darbiete. Auch Friedrich betont, daß der M. ary-thyreoideus die gleichen Beziehungen zum Stimmband habe wie bei Erwachsenen.

C. L. Merkel (1857) findet die Binnenmuskulatur beim Kleinkind einfacher und wenig entwickelt. Im 6. Jahre sei sie bedeutend ausgebildet, so daß der Stimmumfang größer ist. In der Pubertät wachsen die inneren Stimmuskeln bedeutend in Länge und Dicke.

Gefäße und Nerven

zeigen beim Kind, soweit bekannt, keine Besonderheiten.

Die Kehlkopfräume.

Kehlkopfeingang. Der Kehlkopfeingang macht während der Kinderzeit beträchtliche Wandlungen durch, wie der Vergleich zwischen dem des Neu-

Tabelle 131. Höhe und Breite des Kehlkopf-
Die Höhe gemessen vom oberen Rand des Kehldeckels

Alter	Neugeb.	2 Woch.	3 Woch.	4 Woch.	6 Woch.	6 Mon.	1¼ Jahr	1½ Jahr	2½ Jahre
Höhe	7,5	7,5	8	9	8	10	11	11,5	12
Breite	6,5	5,5	4	4	5	5	7	7	6

geborenen (Abb. 342) und des fast Erwachsenen (Abb. 349c) zeigt. Doch weist er auch in diesen Jahren eine bedeutende Variabilität auf, die schon das Neugeborene und dann der Erwachsene besitzt. Infolgedessen ist es nicht möglich,

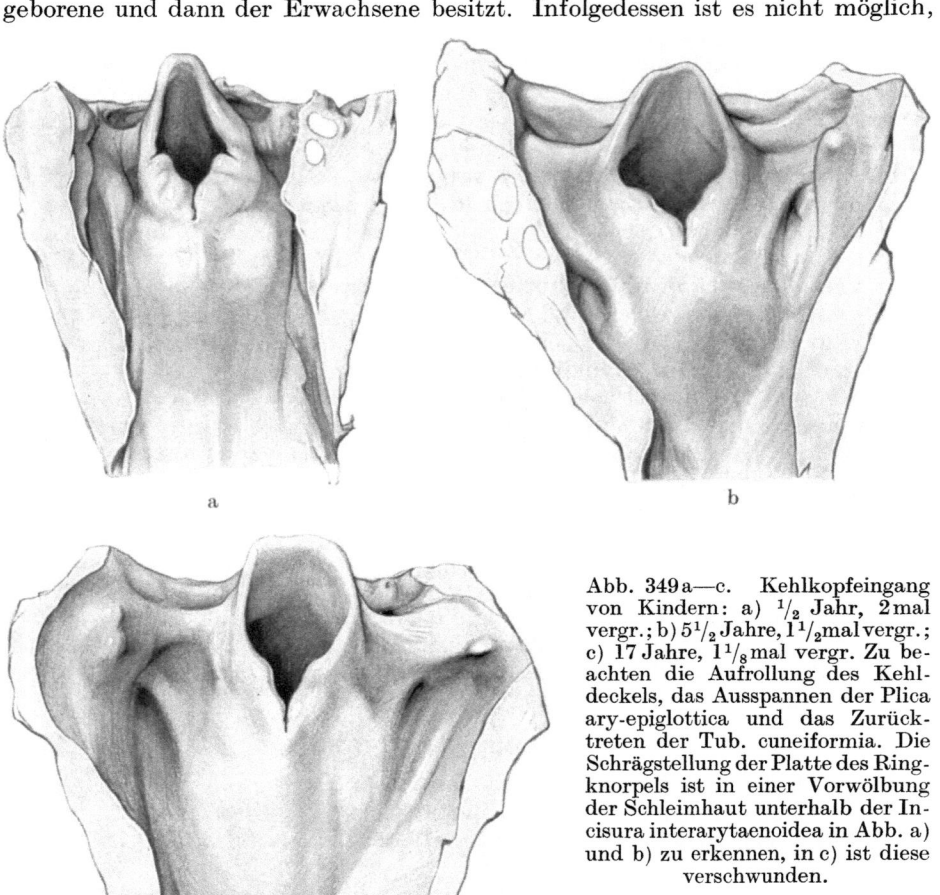

Abb. 349 a—c. Kehlkopfeingang von Kindern: a) ½ Jahr, 2mal vergr.; b) 5½ Jahre, 1½mal vergr.; c) 17 Jahre, 1⅛mal vergr. Zu beachten die Aufrollung des Kehldeckels, das Ausspannen der Plica ary-epiglottica und das Zurücktreten der Tub. cuneiformia. Die Schrägstellung der Platte des Ringknorpels ist in einer Vorwölbung der Schleimhaut unterhalb der Incisura interarytaenoidea in Abb. a) und b) zu erkennen, in c) ist diese verschwunden.

für die einzelnen Monate und Jahre typische Bilder zu geben. Immerhin illustrieren die Abbildungen (Abb. 349 a—c) gut die ablaufenden Veränderungen, und ein reiches Material von Kinderkehlköpfen setzt mich in die Lage, einigermaßen den zeitlichen Ablauf der Wachstumsprozesse zu beurteilen.

Die Gestalt des Aditus ergibt sich aus den Höhen-Breitenmaßen, die in Tabelle 131 verzeichnet sind. Nach diesen Zahlen verlängert sich der Eingang, der beim Neugeborenen auffallend kurz ist, in der ersten Lebenszeit, wie auch

eingangs bei Kindern in Millimetern.
bis zum Eingang in die Incisura interarytaenoidea.

3 Jahre	3½ Jahre	5 Jahre	5½ Jahre	6½ Jahre	7 Jahre	8 Jahre	10 Jahre	12 Jahre	17 Jahre	Erwachs.
11,5	11,5	14	13	13	11,5	16	15	16	21	26
6	6	7,5	10	11	9,5	10	11	11	16	17

Luschka bemerkte, wohl infolge der Aufrichtung des Kehldeckels, und nimmt erst um das 6. Jahr wieder an relativer Breite zu. Allerdings kann die Form des Eingangs durch die Präparation (Fixierung nach Aufschneiden im frischen Zustande) verändert werden, doch läßt mein Material diese Formverschiebung deutlich erkennen.

Die Einrollung der Seiten des Kehldeckels nimmt schon in der ersten Säuglingszeit ab. So eng aneinandergeschlossene Ränder, wie sie Abb. 342a vom Neugeborenen wiedergibt, habe ich in den ersten Lebenswochen und -monaten nicht wieder gefunden. Die geschlossene Tasche zwischen den Tub. cuneiformia und der Epiglottis öffnet sich jetzt regelmäßig (Abb. 349a), wenn sie auch noch eng bleibt; man sieht winzige Fältchen, wie auch Galatti schreibt, die vom Kehldeckel den Höckern zustreben. Gleichzeitig entfernen sich auch die Tubercula cuneiformia voneinander, so daß der Eingang auch nach unten offen wird. Ein Berühren derselben, wie beim Neugeborenen, zeigt mir kein Kinderkehlkopf mehr. Die Incisura interarytaenoidea bleibt geschlossen.

Diese Veränderungen werden in den folgenden Jahren ausgesprochener. Die Tubercula cuneiformia rücken immer weiter auseinander, wie Abb. 349b vom 6. Lebensjahr zeigt, und zugleich nach unten. Dadurch zieht sich die Falte zwischen ihnen und dem Kehldeckel aus, die seitliche Tasche wird zur seichten, flachen Bucht reduziert, und durch die Glättung der Epiglottis in querer Richtung erscheint der Eingang breiter und kürzer. Ich sehe diesen gebogenen Verlauf der Plica ary-epiglottica noch im 10. Jahre (s. Abb. 349b). Erst nach der Pubertät nimmt sie den gestreckten Verlauf an (Abb. 349c).

Die Tubercula cuneiformia verlieren in dieser Zeit auch an Größe; sie ragen nicht mehr so stark aus den Falten heraus, vgl. Abb. 349a mit c.

Sinus piriformis. Der Sinus piriformis beiderseits des Kehlkopfs erscheint in den ersten Jahren seine Form wenig zu ändern. Die Plica n. laryngei sup. finde ich erst im 6. Jahr deutlich ausgeprägt (s. Abb. 349b). Von Maßangaben sehe ich ab, da ihnen kein Wert zukommt.

Die schiefe Stellung der Platte des Ringknorpels, die im 6. Jahr noch deutlich ausgeprägt, im 10. aber geschwunden ist (vgl. Abb. 349b mit c), läßt die seitliche Bucht beim Kleinkind vielleicht etwas tiefer erscheinen als später.

Bowles schreibt, daß die Plicae ary-epiglotticae beim Säugling beiderseits ein Tal einschließen, so daß die Milch direkt dahin fließt, ohne in die Glottis eintreten zu können. In die Rinne der Epiglottis soll die Uvula hineinpassen.

Der Binnenraum des kindlichen Kehlkopfes.

Vestibulum laryngis. Der obere Kehlkopfraum nimmt in der Kinderzeit an Höhe zu, hauptsächlich durch Erhebung des Kehldeckels und Ausspannen des Lig. aryepiglotticum. Auch wird das Relief seiner Hinterwand abgeflacht: die beiden Tubercula der Falte wulsten sich nicht mehr stark vor, und die zwischen ihnen nach innen herabziehende Furche gleicht sich aus. Beim 2jährigen Kinde (Abb. 350b) ist sie noch gut ausgesprochen, beim 10jährigen (Abb. 350c) kaum noch zu erkennen.

Glottis und Stimmbänder. Die Stimmritze nimmt im postfetalen Leben beträchtlich an Länge zu; beim erwachsenen Manne beträgt diese etwa das Vierfache (s. Tabelle 132: 6,5—26 mm), beim Weibe das Dreifache (6,5—17 mm)

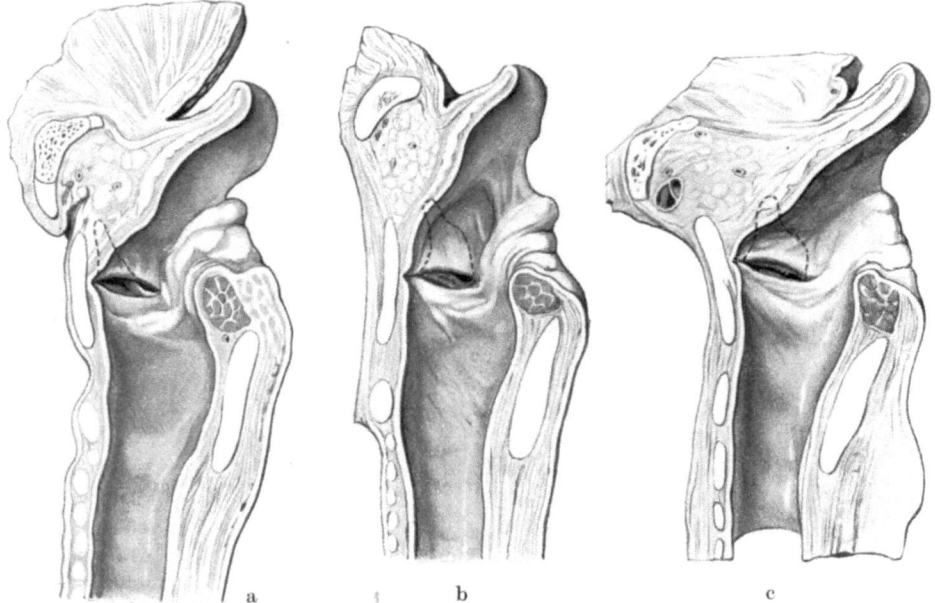

Abb. 350 a—c. Medianschnitte durch Kinderkehlköpfe: a) 5½ Monate, 2 mal vergr.; b) 2 Jahre, 1⁴⁄₅ mal vergr.; c) 10 Jahre, 1¼ mal vergr. Zu beachten die Stellung des Zungenbeins zum Schildknorpel, die Lage von Kehldeckel und Platte des Ringknorpels, das sich ausgleichende Relief an der Seitenwand des Vestibulum und unterhalb der Stimmlippe. Die Ausdehnung des Ventriculus ist durch eine gestrichelte Linie angegeben.

der Länge beim Neugeborenen. Im Schrifttum finden sich nur wenig Werte für das Kindesalter angegeben; die von Barth angeführten (s. Tabelle 132) stimmen gut mit den meinigen (s. Tabelle 132) überein. Die von Vierordt S. 299 wiedergegebenen sind teilweise zu gering und beziehen sich sicher zum Teil auf das Stimmband, nicht auf die Glottis (vgl. die Werte von S. 299 mit denen auf S. 85!). Die Variabilität ist aber sehr bedeutend, Moura berechnete sie auf 1—2; außerdem ist die Stimmritze während Ruhe und Spannung verschieden lang.

Tabelle 132. Maße der Epiglottis

Alter	Neugeb.	6 Woch. ♂	5 Mon. ♀	1¼ Jahr ♂	2 Jahre ♂	3 Jahre ♂	4 Jahre ♂	4 Jahre ♀	6 Jahre ♂
Epiglottis									
Höhe des freien Teils	5,3	6	8,5	8	7	6	13	11	12
Breite	6	5	5	9	7,5	8	9	10	12
Glottis									
Länge	6,5	6	(7)	(8)	(7,5)	10	10	—	12
Pars interlig.	3,5	3,5	(4)	(5)	(4,5)	6	6	—	8
Pars intercart.	3	2,5	(3)	(3)	(3)	4	4	—	4
P. intercart. : P. interlig.	1 : 1,2	1 : 1,4	1 : 1,3	1 : 1,7	1 : 1,5	1 : 1,5	1 : 1,5	—	1 : 2
Länge nach Barth	—	—	—	—	8	—	—	—	10
Ventriculus, Tiefe	7	5	4	5	6	9	8	—	7

Das Wachstum der Stimmritze ist am stärksten in den ersten Jahren, nach meinen Messungen in den ersten 3 Jahren. Bis zur Pubertät geht die Verlängerung langsam weiter, um nach der Pubertät das endgültige Maß zu erreichen.

Das Wachstum der beiden Teile der Glottis, der Pars interligamentosa und intercartilaginea, geht aber nicht im gleichen Maße vor sich; schon ältere Forscher haben beobachtet, daß letztere im Kindesalter verhältnismäßig umfänglicher ist als das eigentliche Stimmband. Ich habe daher beide Abschnitte getrennt gemessen und als Grenze das hintere Ende der Tasche genommen, wie wohl auch andere Beobachter, da sie ungefähr gleiche Werte fanden wie ich. Es möchte allerdings scheinen, als ob der Processus vocalis des Stellknorpels weiter nach vorn reichte als dieser Punkt. In Abb. 350a u. b sehen wir eine spitze Hervorragung nach vorn bis etwa in die Mitte der Länge der Ventrikelöffnung ziehen, doch entspricht dieser Wulst, wie mich Präparation lehrte, nicht dem Processus vocalis, dessen Spitze mit dem hinteren Ende des Eingangs in die Tasche abschließt, sondern wird durch elastisches zähes Gewebe hervorgebracht.

Beim Neugeborenen sind beide Strecken der Stimmritze fast gleich groß, wie schon C. L. Merkel (1857) schrieb. Bereits in dem 1. Lebensjahr verlängert sich das Stimmband, während der Teil zwischen den Stellknorpeln seine Länge behält. Vom 6. Jahre bis zur Pubertät wächst das Stimmband beträchtlich, der Stellknorpel sehr wenig, so daß beide Teile der Glottis sich wie 2 zu 1 verhalten. Während der Pubertät zeigen meine wenigen Präparate nur eine gleichmäßige Verlängerung der beiden Strecken. In späteren Jahren scheint die Partie zwischen den Knorpeln stärker zuzunehmen als die zwischen den Bändern.

Die Lage der Stimmritze im Kehlkopf ist beim Kinde etwas höher als beim Erwachsenen infolge der Kürze des Vestibulum. Mit der Erhebung der Epiglottis und der Ausspannung der Ligamenta ary-epiglottica rückt sie tiefer. Doch betrifft diese Lageveränderung nach meinen Beobachtungen nur den Kehlkopf als Ganzes; gegen die Knorpel verändert sich die Stellung der Glottis nicht, wie aus den Mittelschnitten Abb. 350a—c abzulesen ist.

Merkel betont, daß das Stimmband bei Kleinkindern verhältnismäßig dick und wulstig ist; im 6. Jahre verliert es an Dicke, um beim Manne in der Pubertät wieder dicker zu werden. Coyne ist anderer Ansicht; er beschreibt den Rand des Stimmbandes „d'autant plus saillant qu'il appartient à un sujet plus jeune".

Vom Taschenband schreibt Taguchi, daß es beim Kind von 1 Jahr flacher und höher angesetzt sei als beim Erwachsenen. Letztere Angabe kann ich an meinen Medianschnitten nicht bestätigen; sein Ansatz am Schildknorpel rückt im Kindesalter nicht tiefer.

und Glottis in Millimetern.

6½ Jahre ♀	8 Jahre ♂	10 Jahre ♂	12 Jahre ♂	12 Jahre ♀	14 Jahre ♂	17 Jahre ♂	29 Jahre ♂	Erwachs. ♂	Alt ♀	Erwachs. ♀
12	13	14	10	13	fehlt	14	20	—	19	—
12,5	11	13	10	13		14	29	—	20	—
—	12,5	(14)	12,5	16,75	15	18	26	24,2 M	17	18 M
—	8,5	(9,5)	8,5	12,25	10	12	16	14,6 M	10	11,3 M
—	4	(4,5)	4	4,5	5	6	10	9,6 M	7	6,7 M
—	1:2	1:2,2	1:2,1	1:3	1:2	1:2	1:1,6	1:1,5	1:1,4	1:1,7
		♂ 13			♂ 13			20 Jahre		20 Jahre
10		♀ 13	—	—	♀ 12	—	—	24	—	16
—	8	—	10	6	6	10	13	18	11	13,6 M

Ich gebe hier noch einige laryngoskopische Bilder nach Seifert, die die Formgestaltung des Kehldeckels und das Wachstum der Stimmbänder bei Kindern illustrieren (siehe Abb. 351).

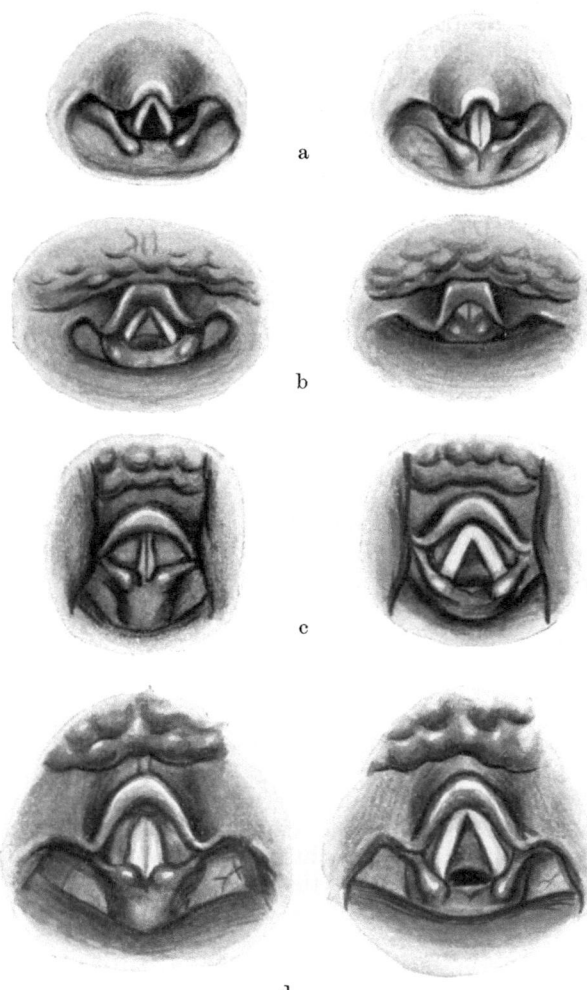

Abb. 351. Kehlkopfbilder von Kindern nach A. Seifert. a) 2 jähriges Kind. Zu beachten die Rinnenform des Kehldeckels, die Breite des Kehlkopfeingangs und die Kürze der Stimmbänder; b) 5 jähriges Kind, c) 7 jähriges Kind; d) 13 jähriges Kind. Zu beachten die Verbreiterung und Aufrichtung des Kehldeckels, die Vertiefung des Eingangs, die Verlängerung der Stimmbänder.

Ventriculus laryngis. An den Mittelschnitten Abbildung 350a—c ist die Ausdehnung und Gestalt des Ventrikels, wie sie sich durch Präparation ergab, eingetragen. Man erkennt an den Bildern, daß der Eingang in den eigentlichen Blindsack nicht der ganzen Spalte zwischen Stimm- und Taschenband entspricht, sondern kürzer ist; die Spalte überragt ihn nach hinten. Galatti maß das Verhältnis der sagittalen Ausdehnung des Eingangs zu der Entfernung vom Cricoid- zum Thyreoidknorpel und fand für das 1. Jahr Werte von 1 : 2 bis 1 : 4,5 — die mir zu gering erscheinen. Er hat aber recht mit seiner Angabe, daß der Eingang sich vom 2. Jahre an verlängert, wie auch aus Abb. 350a—c abzulesen ist.

Gestalt und Höhe der Tasche wechseln individuell beträchtlich. Ein Höhenwachstum läßt meine Tabelle 132 erst in der Pubertät erkennen; ich kann Gundobin also nicht beistimmen, wenn er den Ventrikel bei kleinen Kindern „relativ klein und nicht tief" findet. Die Appendix stellt sich manchmal als direkte verschmälerte Fortsetzung der Tasche dar (Abb. 350a), in den meisten Fällen aber erscheint sie als besondere Ausstülpung des vorderen Endes (Abb. 250b, c).

Conus elasticus. Die Lichtung dieses unteren Kehlkopfabschnittes hat von Klinikern mehrfach Bearbeitung gefunden, da seine Weite und Richtung zu den gleichen Verhältnissen der Trachea praktisch wegen der Intubation große Bedeutung beanspruchen.

Die Weite in verschiedenen Höhen hat Weinberg gemessen. Sie ist deswegen beachtenswert, weil der Ring des Krikoids im Gegensatz zur Luftröhre nicht erweiterungsfähig ist. Weinberg stellte Paraffinausgüsse von verkehrt aufgehängten und durch Zunähen der Epiglottis verschlossenen Kehlköpfen her. Allerdings schleichen sich durch diesen Verschluß Fehlerquellen in die Rechnung. Ich verzichte daher auf die Wiedergabe seiner Figuren und bringe nur einen Auszug aus seinen Tabellen (Tabelle 133). Der Autor betont selbst, daß die Zahl der untersuchten Kehlköpfe zu gering ist, um Durchschnittswerte zu erhalten. Doch zeigen seine Werte ein Ansteigen der Weite des unteren Kehlkopfraumes. Seine Schnittlinie g (in Tabelle 133: c) entspricht unserer „unteren Öffnung des Ringknorpels", in Tabelle 130 eingetragen. Unsere Zahlen (s. Tabelle 130) weichen ziemlich erheblich von denen Weinbergs ab. Dies ist wohl auf die verschiedene Behandlungsweise der Präparate zurückzuführen.

Tabelle 133. Weite des Kehlkopflumens in der Höhe des unteren Randes des Schildknorpels (a), des oberen (b) und unteren (c) Randes des Ringknorpels in Millimeter. (Nach Weinberg.)

Alter	4 Mon. bis 2½ Jahre	2½ bis 5 Jahre	9—11 Jahre ♂	♀	14—15 Jahre ♂	♀	20—29 Jahre ♂	♀
Zahl der Fälle	8	3	6	1	3	1	5	2
transversal a	3,9	4,5	6,1	6	6,3	7	8,4	6,5
„ b	4,5	6,0	8,4	9	8,8	9,5	13,0	10,2
„ c	5,3	7,0	9,7	9,5	10,8	12,5	16,0	12,2
Zahl der Fälle	2		3	1	3	1	5	2
sagittal a	7		10,6	12	10,8	11,5	16	14,7
„ b	6		8,8	9,5	10,3	10,5	14	12,7
„ c	5		9,1	9,5	10,3	10,5	13	11,7

Bayeux interessierte sich für die Weite der Glottis, des Krikoidringes und der Trachea und empfahl für die Tubation bei Croup ein Rohr, das dem Binnenraum entsprechend gebaut ist, um die Ausstoßung vermeiden zu können. Er fand an Moulagen und Medianschnitten, daß der Krikoidring enger ist als Glottis und Trachea, um 2—12 mm enger als die Trachea, um 3—14 mm enger als die Glottis, im Umfang gemessen. Die absoluten Zahlen, die er an vielen Kehlköpfen von Kindern von 4 Monaten bis 14 Jahren erhielt, betreffen den inneren Umfang des Atmungsrohres, sind daher natürlich erheblich höher als die von mir in Tabelle 130 angegebenen Durchmesser. Ich stelle sie in Tabelle 134 zusammen.

Tabelle 134. Weite (Umfang) des Atemrohres in Millimeter nach Bayeux.

Alter	Krikoidring	Trachea	Glottis	Alter	Krikoidring	Trachea	Glottis
4 Monate	20	22—25	23—26	2, 2½ Jahre	24	30	30
6 „	20	24	26	3 „	23	27	27
7 „	22	25	26	3½ „	25	30	30—33
8 „	21	24	24	4 „	26	30—33	30—33
10 „	22	26	25	5 „	26	33	30
13 „	22	26	25	7½ „	28	33	42
15 „	21	25	25	9 „	30	39	36
17 „	22	25	26	9½ „	30	42	36
19 „	23	25	26	10 „	30	39	39
23 „	23	28	30	11 „	30	42	36
				14 „	36	42	42

Bauer injizierte vom linken Bronchus aus Trachea und Kehlkopf und fand die Achse des letzteren am unteren Rande des Ringknorpels gegen die der Luftröhre in einem nach hinten offenen Winkel abgeknickt, was für die Intubation von größter Bedeutung ist. Er schreibt, daß der Winkel bei Kindern von 1 Jahr 166°, 2 Jahren 170°, 3—4 Jahren 172°, 5—7 Jahren 174°, 8—12 Jahren 176°, 13 Jahren 178° beträgt. Ich lese an seinen Abbildungen noch spitzere Winkel ab, besonders wenn man den oberen, stark abgeknickten Teil der Trachea in die Messung einbezieht. Dann beträgt der Winkel beim Neugeborenen 151°, bei Kindern von 1 Jahr 162°, 2 Jahren 160°, 6 Jahren 166°, 11 Jahren 166°.

Die Höhe des „portion sousglottique" beträgt nach Gundobin bei Knaben 15,5, bei Mädchen 15,3 mm mit 7 Jahren, mit 16 Jahren: 21,5 ($\male$) bzw. 17,0 ($\female$).

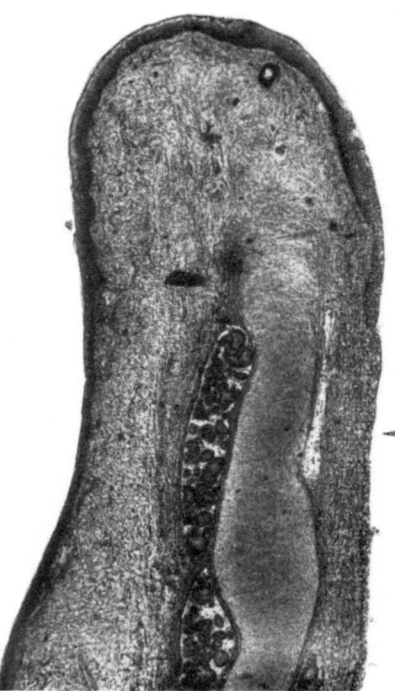

Abb. 352. Kehldeckel eines Säuglings von 4 Tagen, 22,5 mal vergrößert. Links orale, rechts laryngeale Seite. Letztere ist bis zum Pfeil noch mit Plattenepithel bedeckt.

Es ist noch ein Blick auf die Innenfläche des Conus elasticus zu werfen, wie sie in Abb. 350 a—c dargestellt ist. Die von Reinke beschriebene Linea arcuata inferior, die beim Erwachsenen unter der Stimmlippe von vorn nach hinten und dann gebogen zur Spitze des Stellknorpels zieht, tritt bei Kindern besonders deutlich wulstförmig in Erscheinung. Wie beim Neugeborenen (Abb. 343) wölbt sich besonders das Gebilde in der hinteren Hälfte des Stimmbandes vor und täuscht die vordere Spitze des Stellknorpels vor (Abb. 350 a, b). In späteren Jahren wird das Relief einfacher, die Linie verläuft gleichmäßig von vorn nach hinten (Abb. 350 c).

Der feinere Bau des Kehlkopfs.

Die Schleimhaut.

Das Epithel. Die Entwicklung des Epithels im Kehlkopf geht in der gleichen Richtung nach der Geburt weiter wie vor ihr: das Flimmerepithel wird immer mehr durch Plattenepithel ersetzt, wenn auch in individuell sehr wechselndem Maße, da sich große Verschiedenheiten in dieser Beziehung auch beim Erwachsenen finden. Den Übergang zwischen den beiden Epithelarten bildet dann ein Prismenepithel ohne Flimmern, oder ein geschichtetes kubisches „Übergangsepithel", wie es Rheiner nannte und wie es Abb. 344 b wiedergibt.

Am Kehldeckel nimmt das Plattenepithel sehr bald post partum den oberen Rand des freien Teiles ein, falls es ihn nicht schon vorher inne hatte. Bei einem Säugling von 4 Tagen bedeckt es das obere Drittel des freien Abschnitts auf der laryngealen Seite (Abb. 352), wie es sich auch noch beim Erwachsenen finden kann. Darauf folgt eine Art von Übergangsepithel, endlich Flimmerzellen. Das Plattenepithel ist hoch und schließt spärliche Geschmacksknospen ein. Auf der Zungenseite ragen sehr niedrige Papillen in es ein, die noch im 2. Jahre nicht voll ausgebildet sind. Die Geschmacksknospen mehren sich nach der Geburt, worauf besonders Patzelt hinweist, und treten auch an anderen Stellen des Kehlkopfs auf. Im 6. Jahr waren sie nach Patzelt schon zahlreich entwickelt.

Das Flimmerepithel zeigt nach der Geburt keine wichtigen Besonderheiten mehr. Die epithelialen Grübchen, die der Kehlkopf des Neugeborenen an Kehldeckel und in der Tiefe des Ventriculus wahrnehmen ließ, schwinden und machen einem gleichmäßigen Kontur der Innenfläche Platz. Ich fand sie noch im ersten halben Jahr, wenn auch spärlicher geworden. Nach dem 2. Jahre konnte ich nichts mehr von ihnen entdecken.

An den Taschenbändern, die ich beim Neugeborenen noch mit Flimmerepithel bedeckt fand, wandeln sich die Deckzellen sehr bald um. Schon bei einem Säugling von 4 Tagen konnte ich an der freien Kante in geringer Ausdehnung Plattenepithel feststellen, das ich in der 2., 3. und 4. Woche und später wiederfand. Die Grenze gegen das Bindegewebe ist stets glatt. Papillen ragen nicht in das Epithel hinein. Bisweilen war das Plattenepithel noch nicht fertig ausgebildet. Noch im 10. Jahre fand ich an seiner Stelle mehrschichtiges kubisches Epithel.

Im Epithel des Stimmbandes gehen nach der Geburt deutliche Veränderungen vor sich.

Die Ausdehnung des Plattenepithels nimmt erheblich zu, wie ein Vergleich der Abb. 345 mit den Abb. 353a u. b lehrt; in allen ist seine Grenze durch einen Pfeil angegeben. Bei Säuglingen ist es noch sehr niedrig; in den ersten 2 Wochen zählte ich auf der Kante des Stimmbandes nur 4, selbst 3 Lagen von Zellen (s. Abb. 354c). Auf eine Reihe längsgestellter basaler folgt eine Schicht runder Kerne, die sich auch verdoppeln kann. 1—2 Lagen abgeflachter Kerne schließen das Epithel nach außen zu ab. Erst am Ende des 1. Monats vermehren sich die Schichten auf 6. Die gleiche Anzahl sehe ich bis zum 10. Jahre. Bei Erwachsenen sind es etwa 8. Doch ist das Epithel nicht an allen Stellen gleich hoch, und so mag es sich erklären, daß Kano die Zellagen beim $1^1/_2$ jährigen Kinde auf 6—8 angibt. Auch die absolute Dicke an gleicher Stelle ist verschieden, scheint sich aber, pathologische Fälle ausgeschlossen, im 1. Jahrzehnt wenig zu verändern. Ich messe, wie auch andere Autoren, die Höhe vom Säugling bis zum 10 jährigen Kinde zu 40—60 μ, in unregelmäßiger Zunahme. Bei Erwachsenen ist es am Stimmbande 50—65 μ hoch.

Der Übergang des Flimmerepithels in das Plattenepithel ist in Abb. 354b gezeichnet worden. Die hohen, mit Wimperhaaren versehenen Zellen bilden nach dem Ventrikel zu die äußerste Lage des dicken, sicher vielschichtigen Epithels. Nach der Stimmlippe zu (links) werden sie unter Verlust der Haare niedriger, die langgestellten Kerne runden sich und werden endlich unter Verdünnung der ganzen Deckschicht flach.

Eine Basalmembran ist in frühem Kindesalter kaum zu sehen (s. Abb. 354b, c), noch im 1. Jahrzehnt ist sie am Stimmband schwer nachzuweisen. Echte Papillen dringen im 1. Monat nicht ins Plattenepithel ein; die Grenze gegen die bindegewebige Unterlage ist höchstens leicht gewellt. Aber schon bei einem Kinde von $5^1/_2$ Monaten sind sie deutlich, und besonders vom 2. Jahre an stets gut ausgebildet (Abb. 353a). Doch scheint auch dieses Verhalten der Variabilität zu unterliegen; Soulié und Bardier sowie Tourneux erwähnen schon für den 8 tägigen Säugling niedrige Papillen. Pantow findet das Stimmband bis zum 3. Jahre glatt, mit oder ohne Papillen, und glaubt sogar in dieser Beziehung einen Unterschied zwischen Russen und Kirgisen gefunden zu haben, indem bei russischen Kindern von 7—11 Jahren keine, bei gleichaltrigen Kirgisen dagegen Papillen vorkämen.

Die Drüsen, die beim Neugeborenen erst schwach entwickelt waren, wachsen schon in der ersten Zeit nach der Geburt mächtig heran, um die nötige Feuchtigkeit für den Kehlkopf, den Atmung und Schreien austrocknen, zu beschaffen.

Schon am 2. Tage post partum vermehren sich die Drüsen sichtlich, am 4. Tage sind schon mächtige Drüsenlager in Taschenband und Kehldeckel zu beobachten, in denen reichlich deutliche Schleimendstücke auffallen. In späterer Zeit scheint sich die Masse der Drüsen noch weiter zu vermehren (s. Abb. 353a), wenn auch nicht so auffallend wie in den ersten Lebenstagen. In einigen Fällen sah ich auch Ausführgänge in das Plattenepithel unter den Stimmlippen einmünden (s. Abb. 353b).

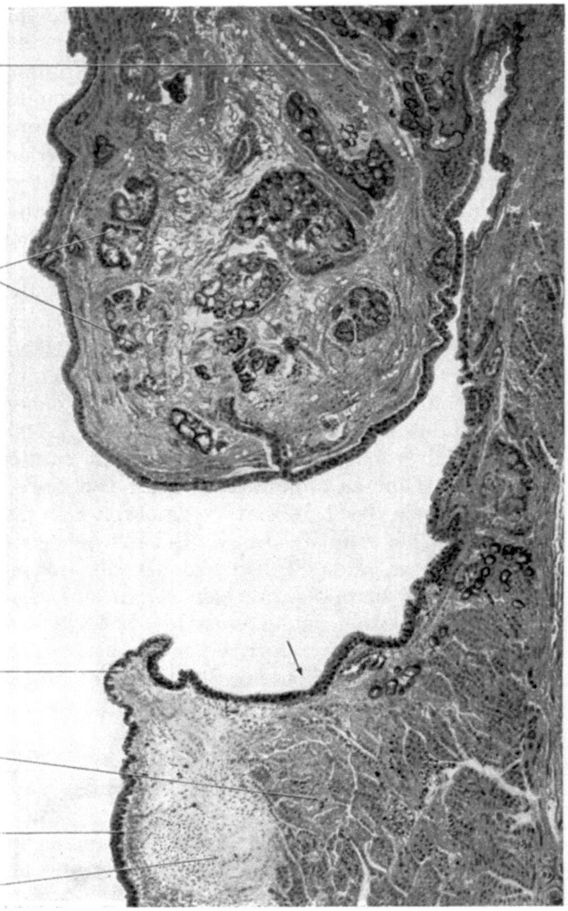

Die Tunica propria. Der bindegewebige Teil der Schleimhaut bleibt im Kindesalter kernreich, festigt sich aber allmählich, wie ein Vergleich von Abb. 345 mit Abb. 353b lehrt. Die Zwischenzellsubstanz verliert ihr zartes, lockeres Gefüge und wird fester. Es vermehren sich die kollagenen und elastischen Fasern. Doch bilden sich keine neuen elastischen Züge, alle sind schon beim Neugeborenen vorgebildet, und Friedrich, der Kehlköpfe von Neugeborenen und Kindern untersuchte und das vorhandene Schrifttum genau berücksichtigte, erwähnt keine Veränderungen im Verlauf des elastischen Gewebes beim Kinde.

Von verschiedenen Forschern (Citelli, Imhofer, Kano, Soulié et Bardier) ist die Entwicklung des lymphatischen Gewebes in der Kehlkopfschleimhaut untersucht worden, das in der Wand des Ventrikels die Tonsilla laryngea liefert.

Der Follikelbildung geht erst eine diffuse Infiltration der Mucosa mit Lymphocyten voraus, die auch später ein charakteristisches Merkmal der Kehlkopfschleimhaut, soweit sie mit Flimmerepithel bekleidet ist, bleibt. In den ersten Lebenstagen kann ich in Übereinstimmung mit Soulié und Bardier nur vereinzelte Lymphzellen in der Tunica propria erkennen, die sich allmählich vermehren und in der 4. Woche schon als reichlich vorhanden zu bezeichnen sind.

Abb. 353a.

Abb. 353a und b. Frontalschnitte durch die Stimmbänder eines Kindes von $2^1/_2$ (a) und von 10 (b) Jahren. a) 17mal, b) 13mal vergr. bG = basophiles Gewebe. D = Drüsen. L = Lymphknötchen. Li = lymphoide Infiltration. Lv = Ligamentum vocale. Mv = Musc. ventricularis. Mvo = Musc. vocalis. P = Papillen. Zu beachten die kolossale Entwicklung der Drüsen in a), die Ausbildung der Papillen an der Stimmlippe, des Lymphgewebes in b), des basophilen Gewebes im Taschenband mit vereinzelten Fettzellen.

Im 6. Monat kann man von einer lymphoiden Infiltration der Schleimhaut sprechen (Imhofer: vom 4. Monat an), die, wie auch später, am Rande des Plattenepithels haltmacht. Am Ende des 1. Jahres finde ich noch keine echten Follikel. Im 2. Jahre bilden sich die ersten Zusammenballungen (s. Abb. 353a), aber erst im 3. Jahre kann man von einer Tonsille mit, wenn auch nicht sehr zahlreichen, Knötchen sprechen; ich kann Imhofer nicht recht geben, wenn er diesen Zustand schon als im 2. Jahr vollständig entwickelt beschreibt. Abb. 353a vom $2^1/_2$ Jahre alten Kinde zeigt eine reiche lymphoide Durchsetzung der Schleimhaut, aber noch keine echten Follikel. Doch mögen hier individuelle Verschiedenheiten obwalten, auch pathologische Einflüsse sich geltend machen; ich finde selbst die Ventrikelwand eines Kehlkopfs eines 2jährigen Kindes geschlossen von Follikeln eingenommen — sicher ein pathologischer Fall. Ebenso ins Pathologische gehört wohl Pantows Befund, der im 3. Jahre am Boden des Ventrikels eine „üppige Ansammlung von adenoidem Gewebe" beschreibt.

Die Follikel mehren sich mit den Jahren; auf der Höhe sind Infiltration und Knötchenbildung vom 9. Lebensjahre ab (s. Abb. 353b). Dies hält sich so bis zum 30. Jahre. Vom 4. Jahrzehnt ab setzt eine Rückbildung der Kehlkopftonsille ein. Plasmazellen fand Imhofer als Umwandlungsstufen der Lymphocyten von der 7. Woche an.

Als eine weitere Veränderung im Bindegewebe beschreibt Elkner die Entwicklung von Fettgewebe aus basophilem Bindegewebe. Dieses letztere fand er besonders im oberen Teil des Kehlkopfs, wie oben S. 535 erwähnt

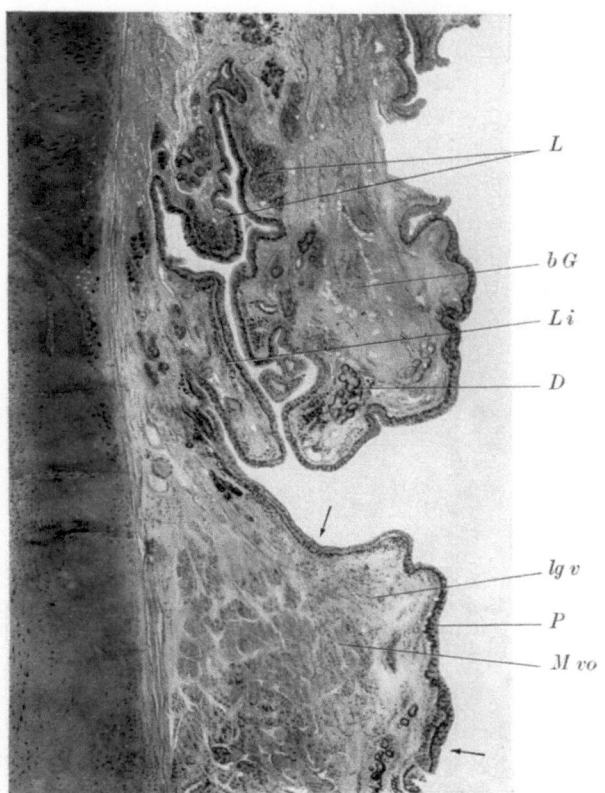

Abb. 353 b.

wurde. Es wandelt sich allmählich, an den einzelnen Stellen zu verschiedenen Zeiten, in Fettgewebe um, indem sich seine Zellen zu Fettzellen differenzieren. Im oberen Teil des Kehldeckels geschieht das schon mit $1^1/_2$ Jahren, im unteren bleibt es gut basophil erhalten bis zum 2. Jahre, im 13. sind die Verhältnisse wie bei Erwachsenen hergestellt. Im Taschenbande erscheint Fett erst spärlich im 2. Jahre, später sich vermehrend (vgl. Abb. 345 mit 353a, b). Beim Neugeborenen birgt das Taschenband ausschließlich lockeres Bindegewebe, beim $2^1/_2$ jährigen Kinde bereits eine feste basophile Gewebsmasse, in der sich beim 10jährigen Kinde einige Fettzellen entwickelt haben.

Das Innere des Stimmbandes verlangt noch einige Bemerkungen. Von der Bildung der Papillen im Plattenepithel war schon oben (S. 553) die Rede. Der „Nodulus elasticus chordae vocalis", der beim Neugeborenen das vordere

556   K. Peter: Der Kehlkopf des Kindes.

Ende des Stimmbandes vorwölbte, flacht sich im Kindesalter ab, wie Kano schon für das 2. Jahr bemerkte. Später (10. Jahr) wird er schlanker und rückt im Stimmband tiefer. Gleichzeitig mehren sich die elastischen Fasern, so daß sie das Bild beherrschen, und bilden zahlreiche Anastomosen. Somit ist das Gebilde im Kindesalter schärfer ausgeprägt als beim Erwachsenen (Schumacher). Knorpelzellen kommen in ihm beim Kinde nicht vor; Kano fand sie erst beim

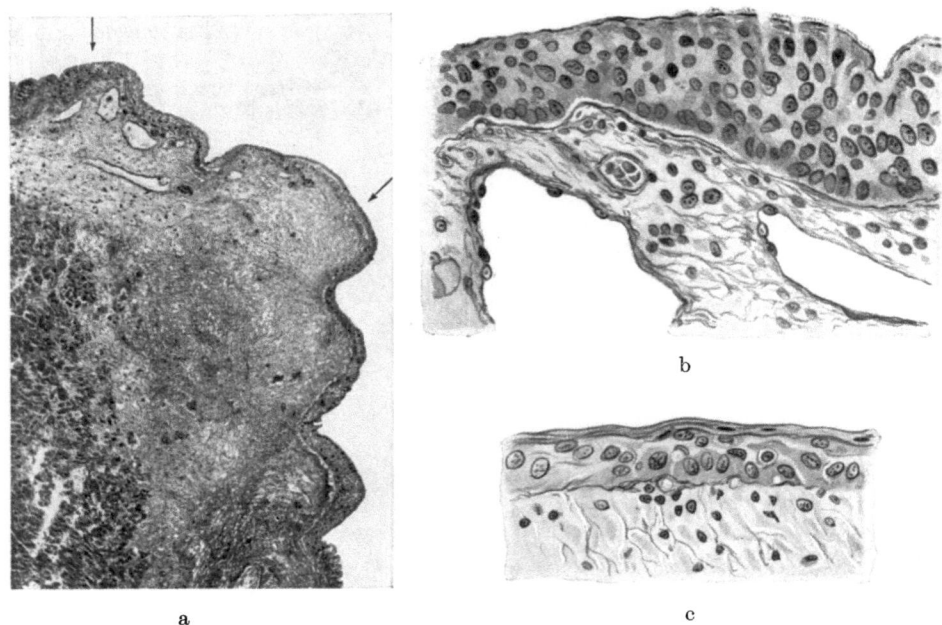

Abb. 354a—c. Stimmband eines Säuglings von 23 Tagen, a) 48fach vergrößert. Die mit Pfeil angegebene obere Übergangsstelle des Epithels in b) stark vergrößert, gegen a) seitenverkehrt; c) das Epithel an der Stimmlippe selbst. In b) geht das Flimmerepithel in eine Art Übergangsepithel über, das sich weiterhin verdünnt und zu wahrem Plattenepithel wird (c).

Erwachsenen zwischen den elastischen Fasern, andere Autoren leugnen die knorpelige Natur. Der „Faserwulst", der beim Neonatus eine Verdickung des Perichondriums des Schildknorpels darstellte, nimmt (Kano) allmählich elastische Fasern auf, auch Knorpelzellen dringen aus dem Schildknorpel in ihn ein.

Von dem Musc. vocalis berichtet Pantow, daß er in frühem Alter lateral gelegen sei und erst später ins Stimmband einträte. Ich kann ein solches Verhalten nicht allgemein erkennen. Wo es zufällig zu finden ist (vgl. Abb. 353a mit b), ist es nur auf die Festigung und damit Konzentration des Bindegewebes zurückzuführen.

Feinerer Bau der Kehlkopfknorpel.

Die postnatale Entwicklung der großen hyalinen Knorpel geht in der gleichen Weise vor sich, wie sie Amprino und Bairiti von den Trachealringen und Wetzel von den Rippenknorpeln schildern. Ich verweise daher auf die Ausführungen und Bilder im 1. Bande dieses Handbuchs, S. 27f.

Bonanno fand noch bei Kindern die Knorpel nur aus den 2 Schichten bestehend, die er beim Neugeborenen unterschied, und meint, das fertige Verhalten erst bei Erwachsenen nachweisen zu können. Ich kann aber alle 3 Lagen bei Kindern von 2 Jahren deutlich entwickelt finden: die subperiostale mit den abgeplatteten flachliegenden Zellen, die Zwischenschicht mit zahlreichen Zellen in spärlicher Grundsubstanz und die zentrale Zone mit reichlicher Zwischenmasse. Schumacher zeichnet sie sehr gut von einem Mädchen von 9 Jahren (Abb. 355).

Interessant ist es, das enorme Wachstum der Knorpel während der Pubertät zu verfolgen. Schottelius führt es hauptsächlich auf Zunahme der Zwischensubstanz zurück, da die Zellen weiter auseinandertreten. Ich habe den Schildknorpeln von Knaben des 12., 14. und 17. Jahres von gleicher Stelle Stücke entnommen und finde in den Schnitten, daß Vermehrung der Zellen bei diesem Vorgange eine Rolle zu spielen scheint, da die Zahl der Gruppen während dieser Periode zunimmt. Ein Auseinanderrücken der Zellen scheint auch erkennbar zu sein, doch konnte ich den Eindruck nicht zahlenmäßig belegen.

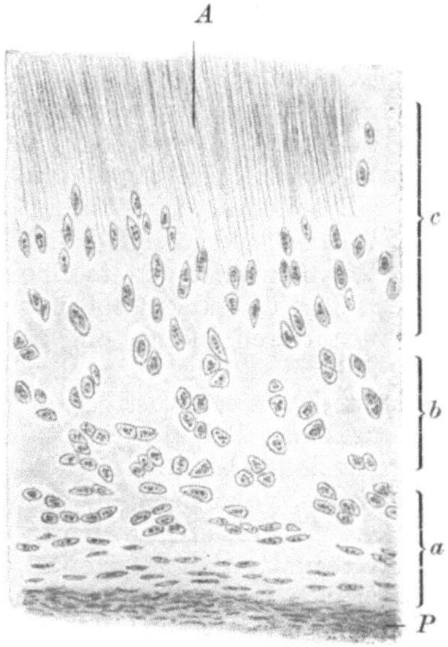

Die Altersveränderungen der hyalinen Kehlkopfknorpel sind sehr verschiedener Natur. Gewöhnlich nennt man sie Degenerationen. Da diesem Ausdruck aber etwas Pathologisches anhaftet und es sich um kataplastische, aber physiologische Vorgänge handelt, so ziehe ich die Bezeichnung „Veränderung" vor. Man unterscheidet körnige, faserige und schleimige Veränderung, Vascularisation, Verkalkung und Verknöcherung.

Die letzten 4 Formen kommen für uns nicht in Betracht, da sie erst post pubertatem eintreten, nur ausnahmsweise in wohl pathologischen Fällen früher beobachtet werden. Pascher fand Verschleimung erstmalig bei einem Mädchen von 15 Jahren, Schottelius erst nach Ablauf der Pubertät. Gefäßbildung traf Pascher ausnahmsweise schon einmal im 7. Monat, Verkalkung zuerst bei einer 17jährigen Jungfrau (Hart und Mayer setzen den Beginn dafür aufs Ende des 15. Jahres beim weiblichen, 18—19 Jahre beim männlichen Geschlecht). Verknöcherung endlich notierte Pascher einmal für das 11. Jahr (Schildknorpel), einmal für das 14. (Ringknorpel), dann erst wieder für das 22. Jahr.

Abb. 355. Aus einem Querschnitt durch den Schildknorpel eines 9jährigen Mädchens. (Alkohol, ungefärbt.) Vergrößerung 80fach. P = Perichondrium. a = oberflächliche Knorpelschicht mit abgeplatteten Zellen, b intermediäre Schicht mit mehr rundlich-polygonalen Zellen. c = zentrale Schicht mit länglichen quergestellten Zellen. A = Asbestfasern. (Nach Schumacher.)

Dagegen kommen granuläre und fibrilläre Veränderung bereits im Kindesalter zur Beobachtung.

Die sog. granuläre Veränderung besteht im Auftreten von kleinen, glänzenden Körnchen, die einzeln oder in Häufchen in der Zwischensubstanz liegen; die Zellen sind nicht beteiligt. Makroskopisch sehen die betroffenen Stellen weißlich, im durchfallenden Licht gelbbräunlich aus. Diese Veränderung tritt am häufigsten auf. Schottelius verlegt ihren Beginn ins 2. bis 3. Jahr, Bonanno ins 7., Pascher ins 9., Rheiner vor das 20. Jahr. Sie findet sich erst an der Basis des Stellknorpels, im Ring des Krikoids und im kleinen Horn des Schildknorpels.

Die fibrilläre Veränderung zeigt sich im Auftreten von harten, gelben, unelastischen Stellen im Zentrum der Knorpel. Das Mikroskop läßt starke, parallel verlaufende, etwas gebogene Fasern erkennen, die der Asbestfaserung der Rippenknorpel wohl entsprechen. Sie liegen in zellfreien Arealen. Schottelius hält den Zellschwund für das primäre (man erkennt in diesen Gebieten oft noch vordämmernde Zellen). Der Beginn dieser Umgestaltung wird verschieden angegeben: Rheiner bestimmt sie auf „nach 5 Jahren", Bonanno auf das 7., Schottelius aufs 10. bis 12. Jahr. Ich finde sie kräftig vorgeschritten im 10. Jahr, Schumachers Abbildung von einem 9jährigen Mädchen zeigt sie gut entwickelt (s. Abb. 355).

Schottelius erwähnt noch eine fettige Einlagerung in den Zellen, die vom 2. Jahre an zu bemerken sei und post pubertatem stark zunähme.

Jedenfalls verändert sich der Knorpel nach der Pubertät noch nach verschiedenen Richtungen hin.

Besonderer Erwähnung bedarf das Mittelstück des Schildknorpels. Nicolas fand in ihm beim Neugeborenen noch keinen Knorpel. Ein Kind von 3 Wochen weist bereits einen im Horizontalschnitt rundlichen Knorpelkern auf, der durch Bindegewebe mit den seitlichen Platten verbunden ist und sich von ihnen durch kleine, eng gestellte Zellen unterscheidet. Bei einem Kinde von 2 Jahren ist eine knorpelige Verbindung hergestellt, doch ist die Verwachsungsnaht durch langgestreckte, von innen nach außen gelegte Zellen noch gut zu erkennen. Bei einem Kinde von 12 Jahren ist die Vereinigung vollkommen geworden; das Mittelstück zeichnet sich aber von den Seitenplatten durch kleinere, nahe beieinanderliegende, nicht zu größeren Gruppen vereinigte Zellen aus. Wie v. Ebner richtig angibt, verlieren sich „die großzelligen Partien der Seitenplatten an Horizontalschnitten mit einem gegen die Medianlinie konvexen Bogen mehr abgeplatteter Zellen gegen die kleinzellige Mittelplatte". Mit Recht spricht er dem Mittelstück „eine wesentliche Bedeutung als Wachstumspunkt für die medialen, aneinanderstoßenden Ränder der seitlichen Schildknorpelplatten" zu.

Die Ausbildung des Knorpels des Kehldeckels beschreiben Patzelt, Elkner und Amprino und Bairati. Der Knorpel wächst interstitiell und appositionell, letzteres in der Gegend nach Elkner durch Bildung von neuen Knorpelinseln. Amprino und Bairati meinen, daß in den ersten 5 Jahren die Vergrößerung hauptsächlich durch Intussusception erfolge. Die Zellen vermehren sich und legen sich zu allerdings sehr kleinen Gruppen zusammen, die Zwischensubstanz mehrt sich, ebenso die elastischen Fasern, die Körbe um die Zellen bilden. Nach Amprino und Bairati hat der Knorpel im 12. Jahre seinen normalen Bau erlangt, nach Patzelt ist er erst im 20. typisch gebaut.

Veränderungen des Gewebes, wie sie für die hyalinen Knorpel beschrieben wurden, finden im Kehldeckel im Kindesalter nicht statt, sie stellen sich erst in späteren Jahren ein.

Die feineren Vorgänge der Histogenese, die in der Epiglottis ablaufen, hat Elkner (1932) geschildert. Die Zellen bilden große Höhlen, die mit mukoider Substanz erfüllt sind, die dann in basophile Grundsubstanz übergeht.

Am Petiolus, der von primitiverem Bau ist, findet Patzelt bis ins 9. Jahr Fettzellen.

Die Cartilagines cuneiformes hat Elkner auf ihre Struktur hin untersucht und gefunden, daß sie nicht immer aus Knorpel, sondern oft aus basophilem Bindegewebe bestehen.

Die Anlage wächst nach der Geburt; die mukoide Substanz, die aus den peripherischen Zonen des Protoplasmas hervorgeht, entwickelt sich besser.

Bei einem $9^1/_2$ Monate alten Knaben sah er schon undeutlich Höfe im Knorpel, die im 2. Jahre gut ausgebildet waren. Schumacher schreibt, daß die „Columella" im 9. Jahre aus elastischem Knorpel bestehe.

Feinerer Bau der Muskeln.

In Tabelle 135 habe ich die Mittelwerte von Dickenmessungen des Stimmbandmuskels sowie des M. thyreo-arytaenoideus externus niedergelegt. Aus ihr ist abzulesen, daß die inneren, im Stimmbande gelegenen Fasern stets feiner sind als die nach außen befindlichen, sowie daß ihr Dickenwachstum nicht gleichmäßig fortschreitet. In den ersten Jahren nimmt das Kaliber nicht erheblich zu, ist aber vor der Pubertät fast doppelt so groß wie zur Zeit der Geburt. Während der Pubertät findet aber ein gewaltiger Anstieg statt, der das makroskopisch festzustellende Dickenwachstum des Muskels gut erklärt.

Tabelle 135. Dickenzunahme der Kehlkopfmuskeln im Kindesalter in μ.

Alter	Neugeb.	3 Wochen	4 Wochen	$^1/_2$ Jahr	2 Jahre	$2^1/_2$ Jahre	10 Jahre	17 Jahre	Erw.
M. vocalis . . .	10	10:12	13:16	10:13	15:16	10:11	19:23	29:39	22:25
M. thyreo-arytaenoid. externus.	13	11:14	20:25	13:16	20:23	14:15	26:33	38:46	27:36

Imhofer hat die Kehlkopfmuskulatur des Kindes auf ihren Pigmentgehalt studiert und findet sie in den ersten Lebensjahren „so gut wie pigmentfrei". Im 12. Jahre trifft er in einzelnen Fasern (eine auf 15—20) gelbliche, auch bei Sudanfärbung sehr lichte Körnchen, die in Paraffin schwinden. Von diesem Zeitpunkt an sind sie regelmäßig vorhanden, zunächst sehr spärlich und sehr variabel, vom 30. Jahre an in rasch ansteigender Menge.

Der Kehlkopf während der Pubertätsjahre.

Der Kehlkopf macht bekanntlich während der Pubertätsjahre bedeutende Größen- und Formwandlungen durch, erheblicher beim Jüngling als bei der Jungfrau. Stelle ich die morphologischen Veränderungen hier zusammen, so bin ich auf das Schrifttum angewiesen und kann nicht mit eigenen Beobachtungen aufwarten. Denn trotz der größten Bemühungen ist es mir nicht gelungen, geeignetes Material aus diesen „gesunden" Jahren zu sammeln; auch der in die Tabellen eingeordnete Jüngling von 17 Jahren scheint die Zeit der Reife noch nicht abgeschlossen zu haben. Vollständig entwickelt ist das Stimmorgan beim Manne erst mit 25 Jahren, beim Weibe mit 22—23 Jahren.

Die Zeit der Pubertät wird verschieden berechnet; Huschke schreibt, daß die Stimmritze in einem Jahre auf das Doppelte wächst, Fr. Merkel dehnt die Reife bis zu 2 Jahren aus. C. L. Merkel nimmt für diese Zeit die Jahre (12) 14—15 (18) in Anspruch, für das Mutieren selbst $^1/_2$—3 Jahre. Barth beschränkt die Zeit des Stimmwechsels auf 3—6—12 Monate.

Bei der Jungfrau laufen die Wachstumsvorgänge viel weniger energisch ab als beim Jüngling. Ihr Kehlkopf wächst (C. L. Merkel gibt diese Befunde) mehr in die Länge als in die Breite und in die Tiefe; ein Pomum Adami prägt sich nicht aus. Das Verhältnis Tiefe zu Breite fand ich wenig verändert gegen die Werte beim Kleinkinde (s. Tabelle 128).

Dagegen wächst beim Jüngling die Protuberantia laryngea stark nach vorn, die Schildknorpelplatten knicken sich scharf gegeneinander ab, so daß der Quotient Tiefe zu Breite so klein wird, wie er nie im Kindesalter gefunden wird. Der Ringknorpel wächst mehr in die Breite als in die Höhe.

Auch Stimmritze und Stimmbänder wachsen im gleichen Sinne bei Mann und Weib.

C. L. Merkel beschreibt den Vorgang der Pubertät sehr anschaulich mit folgenden Worten: „Alle Organe des Kehlkopfs, namentlich die Stimmbänder, werden Sitz einer auffälligen, mit Rötung, Lockerung der Gewebe und vermehrter Absonderung verbundener, zuweilen von Heiserkeit und sonstigen katarrhalischen Erscheinungen begleiteten organischen Arbeit, welche alle 3 Dimensionen der Stimmbänder zu vermehren gedenkt. Diese Bänder werden dicker, die Stimmritze wird weiter." Er erwähnt sodann, daß der Schildknorpel weiter wird, der Stimmfortsatz des Stellknorpels fester und dicker, der Ventrikel weiter und länger, die Epiglottis breiter und flacher.

Die Verdickung des Stimmbandes ist hauptsächlich bedingt durch eine Dickenzunahme der einzelnen Muskelfaser, die nach Tabelle 135 in dieser Zeit das anderthalbfache beträgt.

Praktische Bemerkungen.

Da der Kehlkopf des Kindes besonders häufig Gegenstand operativer Eingriffe ist, so sind seine Besonderheiten von großer Wichtigkeit.

Besonders bemüht waren die Praktiker, die Röhren für die Intubation den Verhältnissen im Innern des Organs entsprechend zu gestalten. Gerade Rohre ergaben an der vorderen Wand leicht Decubitus, der durch die winkelige Abknickung des Ringknorpels gegen die Trachea hervorgerufen wurde (s. S. 551). Deshalb riet Bauer, den Tubus entsprechend dem Winkel gebogen anzufertigen.

Bayeux suchte die Ausstoßung des Tubus dadurch zu verhindern, daß er am Hals eine Verengerung anbrachte, entsprechend dem geringeren Kaliber des Ringknorpels gegenüber dem der Glottis und der Luftröhre (s. S. 551). Somit können im allgemeinen weitere Rohre zur Verwendung kommen, die nicht so leicht ausgestoßen werden.

Über die Vorteile und Nachteile der O'Dwyerschen Tuben und ihrer vielfältigen Abänderungen gibt das Buch von Bókay „Die Lehre von der Intubation" erschöpfende Auskunft.

Gundobin macht auf die Enge des kindlichen Kehlkopfeingangs infolge des starken Vortretens der Tubercula cuneiforme und corniculatum aufmerksam, die bei Schwellung bedrohliche Erscheinungen erzeugen kann.

Die Zartheit der Schleimhaut des Kehlkopfs des Kindes wirkt sich bei der Intubation nach Bókay dahin aus, daß sie leichter geschwürig wird als beim Erwachsenen, dagegen soll sie toleranter gegen Fremdkörper (Tubus) sein als die des Erwachsenen.

Citelli macht die Tonsilla laryngea, die er schon früh entwickelt findet (s. S. 554), verantwortlich für eine häufige Laryngo-tracheitis. Zur Zeit der Pubertät neigt die physiologischerweise schon stark durchblutete Schleimhaut besonders leicht zu Entzündungen.

Literaturverzeichnis.

Amprino, R., e A. Bairati: Studi sulle trasformazioni delle cartilagini dell'uomo nell'accrescimento e nella senescenza. I. Cartilagini jaline. II. Cartilagini elastiche. Z. Zellforsch. **20** (1934).

Barth: Einführung in die Physiologie, Pathologie und Hygiene der menschlichen Stimme. Leipzig 1911. — Bauer, L.: Eine Modifikation der O'Dwyerschen Tuben. Jb. Kinderheilk. N. F. **44** (1897). — Bayeux: Tubage du larynx dans le croup. Presse méd. 20. I. 1897. — Benda, C.: Über die Schleimhautleisten des wahren Stimmbandes des Menschen. Verh. physiol. Ges. Berlin 1894/95. Arch. f. Physiol. **1895** — Arch. f. Laryng. **1895**. — Bergeat, H.: Gewichtsbestimmungen an den Kehlkopfknorpeln und über den Gehalt derselben an Trockensubstanz. Arch. f. Laryng. **6** (1898). — Berkenbusch, H.: Die inneren Proportionen des Halses in den verschiedenen Lebensaltern. Diss. med. Göttingen 1890. — Bókay, J. v.: Die Lehre von der Intubation. Leipzig 1908. — Bonanno, G.: Sulle modificazioni di struttura delle cartilagini laryngee nelle diverse età con particolare riguardo alla loro ossificazione. Ric. lab. anat. norm. Roma **13** (1908). — Bowles: Observations upon the mammalian pharynx. J. anat. phys. **23** (1889). — Brock, J.: Atmungsapparat. Biolog. Daten f. d. Kinderarzt II. Berlin 1934.

Chievitz, J. H.: Untersuchungen über die Verknöcherung der Kehlknorpel. Arch. f. Anat. **1882**. — Citelli, S.: Sulla presenza di cartilagini sesamoidi nella corda vocale superiore dell'uomo e sul loro significato morfologico. Anat. Anz. **28** (1906) — Sulla cosidetta tonsilla laringea nell'uomo in condizioni normali e patologiche. Anat. Anz. **29** (1906). — Coyne: Anatomia normale della mucosa del laringe. Arch. de Physiol. **1874** — Recherches sur l'anatomie normale de la muqueuse du larynx. Thèse Paris 1874.

Disse, J.: Beiträge zur Anatomie des menschlichen Kehlkopfs. Arch. mikrosk. Anat. **11** (1875).

Ebner, V. v.: Köllikers Handb. d. Gewebelehre d. Menschen Bd. III (1902). — Elkner, A.: Untersuchungen über das basophile Gallertgewebe im Kehlkopf des Menschen. Z. mikrosk.-anat. Forsch. **36** (1934). — Elkner, A.: Über die Entstehung der Grundsubstanz im Kehlkopfknorpel beim Menschen. Z. mikrosk.-anat. Forsch. **30** (1932) — Untersuchungen über das basophile Gallertgewebe im Larynx des Menschen. Z. Anat. **100** (1933).

Friedrich, E. P.: Die elastischen Fassern im Kehlkopf. Arch. f. Laryng. **4** (1896).

Galatti, D.: Beitrag zur Anatomie des kindlichen Kehlkopfs. Wien. klin. Wschr. **12** (1899). — Grävinghoff, W.: Die Röntgenanatomie der Brust- und Bauchorgane. Handb. d. Anat. d. Kindes I (1934). — Gruber, W.: Monographie über das Corpusculum triticeum. Mém. Acad. impér. St. Pétersbourg Ser. VII, **23** (1876). — Gundobin, N. P.: Die Besonderheiten des Kindesalters. Berlin 1921.

Hart, C., u. E. Mayer: Kehlkopf, Luftröhre und Bronchien. Handb. spez. path. Anat. Henke-Lubarsch Bd. III, 1. — Heiderich, F.: Topograph. Anatomie des Kindes. Hals. Handb. d. Anat. d. Kindes Bd. I (1934). — Henke, W.: Zur Anatomie des Kindesalters. Gerhards Handb. d. Kinderkrankh. Bd. I (1877). — Henle, J.: Handb. d. Eingeweidelehre d. Menschen **1866**. — Heymann, P.: Die Histologie der Schleimhaut des Kehlkopfs und der Luftröhre. P. Heymanns Handb. d. Laryng. u. Rhinol. Bd. I (1898). — Heymann, R.: Beitrag zur Kenntnis des Epithels und der Drüsen des menschlichen Kehlkopfs im gesunden und im kranken Zustande. Virchows Arch. **118** (1889). — Huschke, E.: Lehre von den Eingeweiden. Sömmerings „Vom Bau des menschl. Körpers" **1874**.

Imhofer, R.: Über das Abnutzungspigment in der Muskulatur der Stimmbänder. Z. Laryng. usw. **5** (1912) — Das lymphatische Gewebe des Ventriculus Morgagni. Ebenda **6** (1913).

Kallius, E.: Beiträge zur Entwicklungsgeschichte des Kehlkopfes. Anat. Hefte **9** (1897). — Kano, S.: Beiträge zur Lehre vom feineren Bau des Kehlkopfs. Z. Ohrenheilk. **61** (1910). — Kanthack, A. A.: Studien über die Histologie der Larynxschleimhaut (Fetus, Neugeborener). Virchows Arch. **118** (1889); **119** (1890) — The Myology of the Larynx. J. of Anat. **26** (1892).

Lewis, D.: The elastic tissue of the human larynx. Amer. J. Anat. **4** (1905). — Lindemann, A.: Über regressive Veränderungen der Epiglottisknorpel. Virchows Arch. **193** (1908). — Luschka, H.: Der Kehlkopf des Menschen. Tübingen 1871.

Mehnert, E.: Über topographische Altersveränderungen des Atmungsapparates. Jena 1901. — Merkel, L. C.: Stimm- und Sprachorgan. Leipzig 1857 — Der Kehlkopf im gesunden und erkrankten Zustande. 2. Aufl. von O. Heinze. Leipzig 1896. — Merkel, Fr.: Handb. d. topogr. Anat. Bd. II (1899). — Atmungsorgane. Handb. d. Anat. d. Menschen. Bd. VI, 1 (1902). — Minnigerode: Ohrenheilkunde in Einzeldarstellungen **11** (1927).

Neurath, R.: Die Pubertät. Wien: Julius Springer 1932. — Nicolas, A.: Recherches sur le développement de quelques éléments du larynx humain. Biol. anat. **2** (1894).

Pascher, M.: Zur Kenntnis der Altersveränderungen in den menschlichen Kehlkopfknorpeln. Virchows Arch. **246** (1923). — Patzelt, V.: Über die menschliche Epiglottis und die Entwicklung des Epithels in den Nachbargebieten. Z. Anat. **70** (1924). — Pantow, N. A.: Histologische Altersveränderungen an der Schleimhaut des Kehlkopfs. Z. Hals- usw. Heilk. **37** (1935).

Rambaud, A., u. Ch. Renault: Origine et développement des os. Paris 1864. — Reinke, Fr.: Über die funktionelle Struktur der menschlichen Stimmlippe. Anat. H. **9** (1897) — Rheiner, H.: Die Ausbreitung der Epithelien im Kehlkopf. Verh. physik.-med. Ges. Würzburg **3** (1852) — Beiträge zur Histologie des Kehlkopfs. Inaug.-Diss. Würzburg 1852. — Richerand: Recherches sur la grandeur de la Glotte. Mém. Soc. med. d'emulation **3** (zit. n. Galatti).

Schottelius, M.: Die Kehlkopfknorpel. Untersuchungen über deren physiologische und pathologische Texturveränderungen. Wiesbaden 1879. — Schumacher, S.: Histologie der Luftwege und der Mundhöhle. Handb. d. Hals-Nasen-Ohrenheilk. Bd. I (1925). — Sclavunos, G.: Über die Ventrikularsäcke des Kehlkopfes beim erwachsenen und neugeborenen Menschen sowie bei einigen Affen. Anat. Anz. **24** (1904). — Soulié, A., et E. Bardier: Recherches sur le développement du larynx chez l'homme. J. de Anat. et Physiol. **43** (1907). — Symington, J.: The relation of the larynx and trachea to the vertebral column in the foetus and child. J. of Anat. **19** (1885) — The topographical anatomy of the child. Edinburgh 1887.

Taguchi, K.: Beiträge zur topographischen Anatomie des Kehlkopfes. Arch. f. Anat. **1889**. — Tourneux, M. F.: Sur le développement de l'épithelium et des glandes du larynx et de la trachée chez l'homme. C. r. Soc. Biol. Paris **2** (1885).

Vierordt, H.: Anatomische, physiologische und physikalische Daten und Tabellen. 2. Aufl. 1893.

Weinberg: Untersuchungen über die Gestalt des Kehlkopfes in verschiedenen Lebensaltern. Arch. klin. Chir. **21** (1877).

Zuckerkandl, E.: Anatomie und Entwicklungsgeschichte des Kehlkopfes und der Luftröhre. P. Heymanns Handb. d. Laryngol. u. Rhinol. Bd. I (1898).

Die Luftröhre und die Lungen des Kindes.
Von Georg Wetzel, Greifswald.

Embryonale Entwicklung der Luftröhre und Lunge.

Die Atmungsorgane, Luftröhre nebst Kehlkopf und Lunge, entstehen als ein ventraler Anhang oder Auswuchs des Vorderdarmes. Ihre Wandung besitzt eine innere entodermale Schicht, die Epithelauskleidung der Hohlräume einschließlich des Drüsenepithels und eine sie umhüllende mesodermale, auf die alle übrigen Wandschichten und Organbestandteile zurückzuführen sind. Nur die Nerven sind ein dritter, ektodermaler Bestandteil. Zum Mesoderm gehören die nicht epithelischen Wandschichten der Luftröhre, des Kehlkopfes, der Bronchen und des Bronchalbaumes einschließlich des Acinus und seiner Alveolen, also Bindegewebe, elastisches Gewebe, Knorpel und glatte Muskulatur. Dazu kommt noch das Gewebe zwischen den Läppchen, die Blutgefäße, das sie umschließende Stützgewebe mit Lymphknoten und Lymphgefäßen, sowie endlich das Lungenfell (Pleura pulmonalis) nebst seinem Epithel. Das die Bronchen und Gefäße umhüllende und das die Grenze zwischen den Läppchen bildende Stützgewebe behält am längsten seinen embryonischen Charakter.

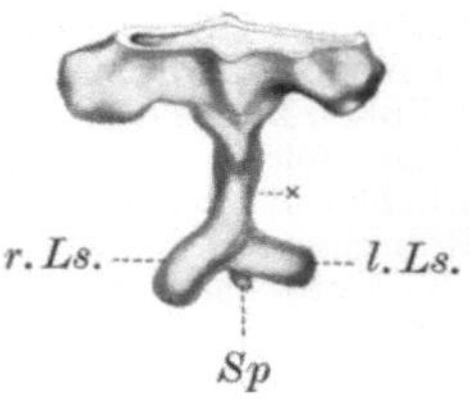

Zuerst werden von der äußeren Form die mesodermalen Lungenanlagen deutlich, sie sind caudal durch paarige Cölomtaschen (Recessus pneumato-enterici, Broman) abgegrenzt. Der caudale Vorderdarmabschnitt, das Ursprungsgebiet der ganzen Anlage, besitzt eine seitliche Abplattung, während der kraniale Vorderdarmabschnitt, das Schlundanlagengebiet des Darmes, dorsoventral abgeplattet ist. Das seitlich zusammengedrückte Rohr ist auf dem Querschnitt schmal O-förmig und läßt eine dorsale und ventrale Darmrinne unterscheiden. Durch Wucherung eines Bezirkes der Wandung der ventralen Rinne macht sich das Lungenfeld kenntlich. Es wird durch Form und seitlich gleichmäßiges, caudal jedoch stärkeres Wachstum zur sog. Lungenknospe, einem quergestellten Sack. Dieser Abschnitt wird vom eigentlichen Darmrohr in immer größerer Ausdehnung frei. Weitere Vorgänge führen zur Entstehung zweier Säckchen, des rechten und linken Lungensäckchens (Abb. 356).

Abb. 356. 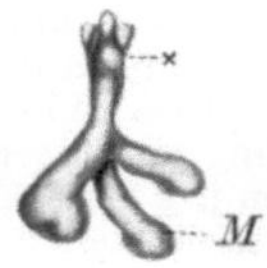 Abb. 357. 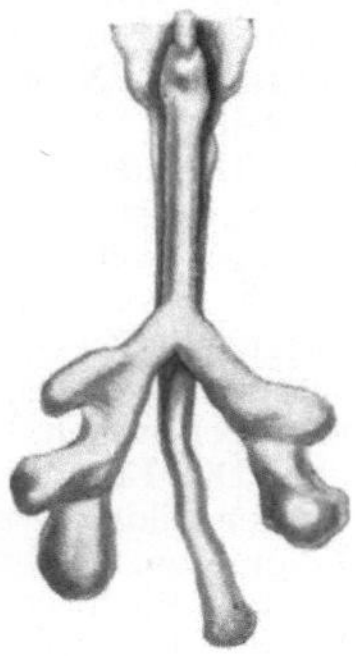 Abb. 358.

Abb. 356—358. Lungenentwicklung. 3 Modelle ihrer Entodermanlage nach Heiss. Dort Angabe über Herkunft der Keimlinge.

Abb. 356. 4,6 mm langer menschlicher Keimling. Oben das dorsoventral abgeplattete Schlundanlagengebiet, anschließend der seitlich abgeplattete caudale Vorderdarmabschnitt, die vordere Darmrinne. Sie ist von × ab ein selbständiges Rohr. An seinem unteren Ende ist das rechte und linke Lungensäckchen gebildet. Das rechte = r.Ls. setzt deutlich die Richtung des ventralen Rohres (Luftröhre) fort. Sp = Speiseröhre.

Abb. 357. 5,2 mm langer menschlicher Keimling, ohne das Schlundanlagengebiet. Ventrale Darmrinne springt oben (dem Kehlkopf entsprechend) schnabelartig vor. Das Atmungsrohr ist von × ab selbständig. Beide Hohlsprossen lassen sackartige Endanschwellungen erkennen. Das linke Rohr ist schwächer als das rechte. M = Magenanlage. Der Zwischenraum zwischen ihr und der linken Lungenanlage ist in Wirklichkeit ausgefüllt. Die Mesodermwand beider Organe fehlt im Modell.

Abb. 358. 9 mm langer menschlicher Keimling. Die Lungenstiele (später Luftröhrenäste) deutlich. Die linke Lunge trägt zwei Anschwellungen (dem oberen und unteren l. Lungenlappen entsprechend), der rechte drei (dem oberen mittleren und unteren r. Lungenlappen entsprechend).

Das rechte Säckchen übertrifft das linke im Wachstum, außerdem wird der unpaare Abschnitt in es mit einbezogen. So unterscheidet sich schon jetzt die größere rechte Lungenanlage von der kleineren linken. Der verbreiterte Bezirk, von dem die beiden Hohlsprossen ausgehen, wird später noch in ihre Bildung hineinbezogen. Die Luftröhrengabelung ist also auf diesem Stadium noch weiter aufwärts zu verlegen.

Die Falte, welche die Lungenknospe frei macht, dringt an dem seitlich abgeplatteten caudalen Vorderdarmabschnitt in die Höhe und trennt bei ihrem kranialen Fortschreiten natürlich die ventrale und dorsale Darmrinne voneinander. Es entsteht ein ventrales und ein dorsales Rohr: Luftröhre nebst Kehlkopf sind damit von der Speiseröhre getrennt. Auf der Abb. 358 ist die Trennung des Atmungsrohres vom Verdauungsrohre bis in die Kehlkopfanlage vorgeschritten und hat damit ihren endgültigen Stand erreicht. Der Eingang in den länglichen Blindsack ist der Kehlkopf. Die geschilderten Vorgänge sind gegen Ende des 1. Monats abgelaufen.

Die beiden an ihren Enden keulenförmig angeschwollenen Lungensäckchen sind durch die „Lungenstiele" mit der Luftröhre in Verbindung. Das rechte Säckchen setzt die Richtung der Luftröhre unter geringer Abweichung fort, während das linke eine fast quere Richtung einschlägt. Seine Verlagerung aufwärts erklärt sich durch die Anwesenheit der Magenanlage (Abb. 357). Der auf dem Bilde weite Abstand des Magens vom linken Lungensäckchen wird in Wirklichkeit durch die mesodermalen Bestandteile ausgefüllt. Mit der kranialen Verschiebung der linken Lungenanlage verschwindet zugleich der linke Recessus pneumatoentericus. Nach Broman ist vielleicht auch noch der linke Leberlappen an der Verschiebung beteiligt.

Die zuerst einfachen Lungensäckchen gliedern sich jederseits in gleichwertige ihrer Entstehung und ihrem Wachstum nach selbständige Teile, die Lungenlappen. Die Art des Vorganges ist umstritten (Heiss, Ekehorn, u. a.). Dadurch erhält das linke Lungensäckchen 2, das rechte 3 Glieder. Die rechte dreilappige und die linke zweilappige Lunge ist (Abb. 358) gegeben. Zu den Lappen führen rechts 3 Lappenstiele, der spätere obere, mittlere und untere Lappenbronchus, zu denen der linken Lunge nur 2 Lappenstiele, der obere und untere Lappenbronchus. Diese Vorgänge spielen sich an etwa 6—9 mm langen Keimlingen ab.

Die Entstehung des eigentlichen Bronchalbaumes mit seinen feinsten Zweigen erfolgt unter Bildung von je 2 neuen Röhrchen aus den jeweilig letzten Bronchalknospen oder Pneumomeren. Zuletzt entstehen die Lungensäckchen (Sacculi aveolares, früher auch Infundibula). Bis hierher tragen die Vorgänge einen wesentlichen einheitlichen und gleichförmigen Charakter. Es ist das Stadium der Knospung und des Weiterwachsens, oder auch das Stadium der Heidenhainschen Pneumomeren. Diese haben sich erschöpft, und es beginnt mit der Alveolenbildung und der Bildung des respiratorischen Epithels der innere örtliche Ausbau (die Differenzierung). An den Wänden der Lungensäckchen und den in ihnen vorausgehenden Alveolengängen entstehen, dicht gelagert, als etwa halbkugelige Nischen, die Alveolen (Lungenbläschen). Zerstreut liegen sie an den nächst vorhergehenden Bronchuli respiratorii. Der letzte knorpelfreie Bronchulus (Br. terminalis) ist der Stiel des Lungenacinus (vgl. S. 579), der die gesamte mit Alveolen dicht oder zerstreut besetzte Endverzweigung umfaßt. Die weitere Bildung und Umbildung der Endverzweigung setzt sich in die Kindheit fort. Da hier neue Sprossen auswachsen, so sind auch während der Kindheit noch Pneumomeren tätig (vgl. S. 611). Nach älterer Auffassung (Aeby, Kölliker u. a.) sollte der Bronchalbaum bei der Geburt fertig sein und sollten später auch keine neuen Alveolen sich bilden. Weiteres S. 612. — Die Histogenese von Luftröhre und Lunge ist beim Neugeborenen besprochen.

Die bisherige Beschreibung und die Abbildungen berücksichtigen nur das entodermale Rohr und seine Verzweigung. Um es herum wächst und verändert sich gleichzeitig und entsprechend der Mesodermanteil. Man bekommt erst dadurch das wirkliche Aussehen der Lunge (Abb. 359A u. B). Die zuerst entstehende horizontale Hauptfurche trennt links den oberen vom unteren, rechts den unteren vom Mittellappen. Erst später grenzt eine zuerst senkrechte Furche den oberen rechten, anfangs dorsal vom mittleren Lappen gelegenen von diesem ab (Abb. 359C).

Der zuerst kleine Oberlappen überflügelt in der 2. Hälfte des 2. Monats den Mittellappen, ist anfangs des 3. Fruchtmonats etwa 3mal so groß wie dieser und verlagert sich über ihn. Die trennende Furche verläuft dann zuerst schräg nach oben und allmählich immer mehr transversal.

Die unteren Lappen beider Lungen nehmen besonders in ihren Rückenpartien stark zu. Hierbei schlagen die sie abgrenzenden Furchen eine nach vorn absteigende Richtung ein.

Infolge der anfangs sehr ausgedehnten medialen Anheftung der Lungen, deren Gebiet der Lungenwurzel entspricht, fehlen die Lungenspitzen und an Stelle der Basis bestehen caudale freie Lungenspitzen. Infolge des stärkeren Wachstums wird das mittlere Anheftungsgebiet verhältnismäßig klein.

Die besondere Ausgestaltung des Bronchalbaumes verläuft bei der Entwicklung sehr verschieden, und es ergeben sich später mannigfache Formen, die sich auf drei bei Heiss abgebildete Grundformen zurückführen lassen. Alle Typen sind nur die Folge des beim einzelnen Keimling verschiedenen Entwicklungsganges. Da die Annahme wohl erlaubt ist, daß die verschiedenartigen Lungenerkrankungen und ihr Verlauf unter anderem auch von der beim Erkrankten vorliegenden Verzweigungsweise des Bronchalbaumes abhängt, so wird also die Besonderheit einer etwaigen späteren Erkrankung möglicherweise schon durch den frühen Entwicklungsverlauf mitbestimmt. Vielleicht sind dabei aber einzelne beobachtete besondere Variationen, wie z. B. die an Kindern von Huizinga gefundene Abzweigung des oberen rechten Bronchus dicht an der Trachea noch wichtiger als die Typen. Es handelt sich hier um den eigentlichen Bronchalbaum bis zum Bronchulus terminalis. Der mit diesem beginnende Lungenacinus (das eigentliche Lungenparenchym) ist bei der Lunge des Kindes nebst der krankheitsbestimmenden Bedeutung seiner Abweichungen besprochen.

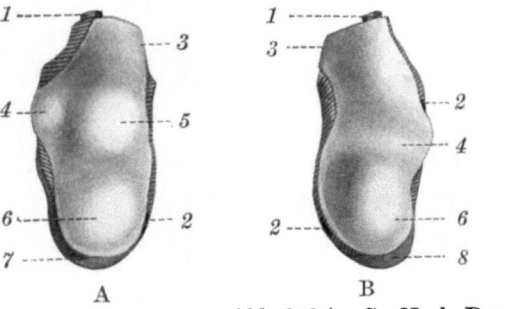
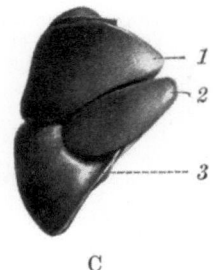

Abb. 359 A—C. Nach Broman.

Abb. 359 A rechte und B linke Lunge eines 8 mm langen Keimlings. Modelle. Die Lungen sind längliche plumpe, oben breitere Wulste, die Lungenlappen rundliche flache Hügel. *1* = Luftröhre, *2* = obere und untere Enden der Speiseröhre, *3* = freie Perikardialfläche, *4* = oberer, *5* = mittlerer, *6* = unterer Lungenlappen, *7* = unteres Ende der linken, *8* = unteres Ende der rechten Lunge. Die schraffierten Flächen sind das vorn und hinten durchschnittene Mesokardium (bzw. das Mediastinum). Etwa 25fach.

Abb. 359 C. Rechte Lunge eines 30 mm langen Keimlings. Der Oberlappen endigt mit niedriger, breiter Rundung (spätere Lungenspitze), der Unterlappen spitz. Die Basis liegt schräg. *1* = Oberlappen, *2* = Mittellappen, *3* = Unterlappen. Etwa 10fach.

Unter Verwendung der bisher üblichen und in den Lehrbüchern zu findenden Bezeichnungsweise der Bronchen erfolgt die Verzweigung des Luftröhrenbaumes nach Merkel so: Der erste Ventralbronchus der rechten Lunge „sendet einen Seitenzweig ab und unter ihm entsteht der 2. Ventralbronchus als einstweilen blinde Aussackung. An der medialen Seite des Stammbronchus sproßt nun der Infrakardialbronchus hervor und etwa gleichzeitig mit ihm erscheint der zweite Dorsalbronchus (wenn man den apikalen als den ersten ansieht). Beide stehen in fast gleicher Höhe, und zwar tritt der Dorsalbronchus unmittelbar unter dem Abgang des ersten Ventralbronchus (aus dem Stammbronchus) hervor, der Infrakardialbronchus dicht über den 2. Ventralbronchus. An der linken Lunge bekommt der erste Ventralbronchus schon zu einer Zeit, in welcher der gleichnamige der rechten Seite noch einfach keulenförmig gestaltet ist, eine kranialwärts gehende Seitensprosse, den linken Apikalbronchus, dann erst geht auf beiden Seiten die Verästelung gleichartig vorwärts, so daß also der erste Ventralbronchus rechts in 2, links in 3 Äste zerfällt. Von nun an ist eine weitere Beschreibung im einzelnen unnötig, weil jetzt die Weiterbildung nach dem gleichen Typus und auf beiden Seiten ungefähr gleichartig fortschreitet". — Der Stammbronchus ist stark umstritten.

Die weitere Teilung der Lunge in Lappen und die Bildung der größeren und kleineren Bronchaläste dürfte nach Heiss durch zentrifugal gerichtetes Wachstum und zentripetale Abfaltung an keulenförmigen Bronchalknospen (Pneumomeren Heidenhains) erfolgen. Sie kerben sich (Broman) an ihrer höchsten Rundung ein. Dadurch sind die Anlagen für je zwei neue Röhren einschließlich der weiteren etwaigen Sprossen dieser Röhren gegeben. Die neuen Enden schwellen wieder an und teilen sich unter Kerbung in gleicher Weise. Dieser Vorgang endigt im 6. Monat (Broman).

Die letzten Knospen, mit denen wir schon mitten im Lungenacinus uns befinden, werden zu den Lungensäckchen, an deren Wandung als seitliche Ausbuchtungen die Lungenbläschen (Alveolen) entstehen. Sie bilden sich, wenn auch nicht so geschlossen, auch an den Wänden der letzten feinen Bronchalzweige (Bronchuli respiratorii). Die Lungenbläschen zeigen durch ihr Verhalten, daß sie mit den früheren endständigen sich teilenden Anschwellungen oder Knospen (Pneumomeren) nicht gleichzusetzen sind. Weiteres siehe bei der Lunge des Kindes.

Die Histogenese ist beim Neugeborenen besprochen.

Die **Lungenschlagadern** entstehen als Zweige der 6. Kiemenbogenschlagadern, verlaufen etwas steil abwärts und liegen zur Zeit der entstandenen Hauptäste des Bronchalbaumes auf der rechten Seite zwischen dem Apikalbronchus hinten und dem ersten Ventralbronchus vorn, links hinter dem ersten Ventralbronchus. Die Dorsalbronchen entstehen medial von der Schlagader. Wenn dann das tiefer tretende Herz den Ursprung der beiden Lungenschlagadern mit nach unten nimmt, liegt der rechte Apikalbronchus oberhalb seiner Lungenschlagader (eparteriell), die übrigen unterhalb (hyparteriell) und alle linken Bronchen ebenfalls hyparteriell.

Die **Lungenvene** mündet anfangs unpaar in den linken Vorhof, wird dann in dessen Wandung bis über ihre Teilung hinaus einbezogen, worauf jede Lungenvene selbständig einmündet. Jeder Lungenvenenstamm wird dann wieder bis über seine Teilung hinaus in 2 Hauptäste hinaus in die Vorhofswand einbezogen. Daher münden jetzt jederseits, und zwar vom Ende des 2. Monats ab, 2 Lungenvenen in den Vorhof. Damit ist der bleibende Zustand erreicht.

I. Die Luftröhre und Bronchen des Neugeborenen.
Form und Maße von Luftröhre und Bronchen.

Die Luftröhre (Trachea) eines neugeborenen Kindes ist nach Gundobin 45 mm lang und verhält sich zu der eines 16jährigen wie 1:2,3. Nach Scammon ist sie etwa 4 cm lang und hat etwa den 3. Teil der Länge beim Erwachsenen. Sie erstreckt sich vom 3. (oder 4.) Halswirbel bis zum 3. (oder 4.) Brustwirbel. Vor der Geburt, gegen Ende des Fruchtlebens, befindet sich die untere Grenze in Höhe des 2.—3. Brustwirbels (Gundobin). Genaueres über ihre Lage siehe bei der Luftröhre des Kindes. Das obige Längenmaß finde ich bestätigt.

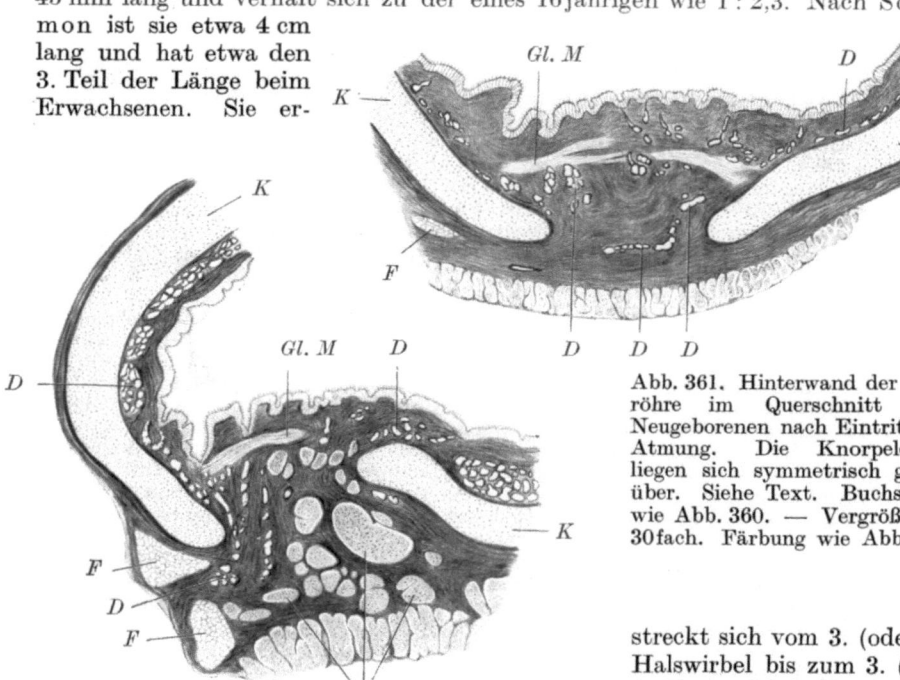

Abb. 361. Hinterwand der Luftröhre im Querschnitt beim Neugeborenen nach Eintritt der Atmung. Die Knorpelenden liegen sich symmetrisch gegenüber. Siehe Text. Buchstaben wie Abb. 360. — Vergrößerung 30fach. Färbung wie Abb. 360.

Abb. 360. Hinterwand der Luftröhre in Querschnitt vor der Atmung (Totgeburt). Schleimhaut im Bereich der häutigen Wand stark gefaltet, nach links zusammengedrängt. Siehe auch Text S. 567. Ein Teil der Speiseröhrenmuskulatur ist mitgezeichnet. — K = Knorpelring, $Gl. M$ = glatte Muskulatur, D = Drüsen, F = Fettkörper, MB = Ursprungsbündel der Speiseröhrenlängsmuskeln (vom Ringknorpel und von der hinteren Luftröhrenwand?). — Vergrößerung 30fach. Weigerts Eisenhämatoxylin und Pikrofuchsin.

Der durchschnittliche Umfang der Luftröhre beträgt beim Neugeborenen 1,67 cm im oberen, 1,65 im mittleren, 1,62 cm im unteren Abschnitt (Gundobin). Ich finde ziemlich übereinstimmend in der oberen Hälfte etwa 1,5 (2 Ngb.) bei Messung von Schnitten in der Wandmitte.

Die Länge des rechten Luftröhrenastes beträgt 1,17 cm, die des linken 1,6. Der Umfang des rechten Astes beträgt 1,23, der des linken 1,1 (Gundobin). Der rechte ist also von vornherein weiter als der linke.

Die Querschnittsform der Luftröhre des Neugeborenen wird meist nur ungefähr beschrieben. Ich finde sie vor der Atmung unsymmetrisch schräg von vorn seitlich nach hinten seitlich zusammengedrückt, und sie umschließt eine schmal eiförmige Lichtung (Abb. 362), deren verschmälertes Ende sichelförmig spitz nach hinten abgebogen ist. Es ist nicht einfach die hintere Wand vorgewölbt, wie es gewöhnlich heißt, sondern das eine Ende des Knorpelringes nebst der häutigen Wand ist etwas eingerollt und dabei in die Lichtung vorgedrängt, während das andersseitige Knorpelende weiter nach hinten reicht, wodurch an dieser Seite das spitze Ende der Lichtung zustande kommt (Abb. 360 und 361). Das breite stumpfe Ende der Eiform entspricht der Seite, wo die Knorpelspitze nach vorn gedrängt ist. Eine kurze Strecke unterhalb des Kehlkopfes fehlt die beschriebene unsymmetrische Form infolge der Versteifung durch den Ringknorpel.

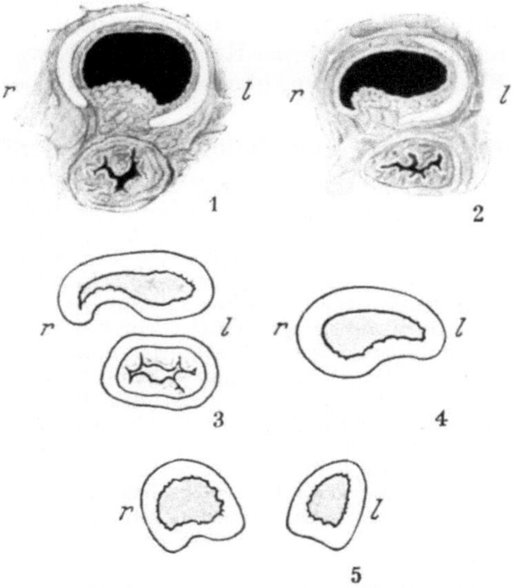

Abb. 362. Querschnittsform der Luftröhre und der beiden Luftröhrenäste bei der Geburt. *1, 2* und *3* von einem ausgetragenen Mädchen (Totgeburt), *4* und *5* von einem 45 cm langen Knaben (Totgeburt). *1* = oberes Ende nahe dem Ringknorpel, *2* = Mitte der Luftröhre, *3* und *4* = unteres Ende. *5* = Querschnitt des rechten und des linken Astes. Etwas vergrößert.

Nach Eintritt der Atmung spannt sich die häutige Wand von einer Seite zur andern gerade herüber. Es entsteht eine zunächst noch niedrige und unsymmetrische Hufeisenform. Das breite Ende kann links oder rechts liegen. Wie oft man es rechts oder links findet, kann ich nicht sagen. Die Reste der Verbiegung konnte ich noch an einem zweiwöchigen Säugling deutlich erkennen. Bei Kindern von $5^1/_2$ und 6 Monaten war keine Spur mehr davon zu sehen.

Die Bronchen totgeborener Kinder sind nach Gundobin zusammengefallen und ihre Wände verklebt. Die Abb. 362, 5 zeigt die beiden Bronchen eines 45 cm langen, totgeborenen Knaben, deren Wände stark zusammengedrückt waren, sich während des Zeichnens aber schon merklich voneinander abgehoben hatten.

Nach Gundobin gleicht der Luftröhrenquerschnitt bei ganz jungen Säuglingen einer Ellipse und erinnert auf den folgenden Altersstufen an einen Kreis.

Der Inhalt der Luftröhre dürfte vor der Atmung in erster Linie aus Fruchtwasser bestehen, das infolge der schon lange vor der Geburt eintretenden Atembewegungen (Ahlfeld) angesaugt wird. Auf den Schnitten findet man ein den

Raum nicht ausfüllendes Gerinnsel, das allerlei schwer bestimmbare abgestoßene Gewebsbestandteile enthält und gelegentlich auch rote Blutkörperchen.

Die Wände der Luftröhre sind beim Neugeborenen verhältnismäßig dick. Die hintere häutige Wand (Paries membranaceus, bei Gundobin fibröser Teil der Trachea) soll nach ihm im frühen Säuglingsalter etwas breiter als beim Erwachsenen sein. Bei 2 Neugeborenen finde ich sie erheblich schmäler ($< 1/10$ des Umfangs) und bei einem Säugling von 6 Wochen erst $1/7$ des Umfangs. Im übrigen beträgt sie bei Erwachsenen etwa $1/3$ (?) des Umfangs (nach Gundobin), nach Scammon bei Kindern und Erwachsenen etwa $1/6$. Eigene Zahlen für das Kind siehe unten, ebenso Angaben über Ringzahl und Zusammendrückbarkeit.

Histogenese und Histologie der Luftröhre und Bronchen des Neugeborenen.

Die Luftröhre (Trachea) ist auf den frühesten Stufen ein von embryonischem Bindegewebe umgebenes kurzes dickes Epithelrohr. Das Bindegewebe ist verschieden von dem die Speiseröhre umgebenden, enthält zahlreiche kleine anscheinend regellos liegende Mesodermzellen mit kugeligen Kernen. Schon Ende des 1. Fruchtmonats ist die hintere Wand, der spätere Paries membranaceus, schwächer und läßt in der 5. Woche die ersten Spuren ihrer Muskulatur erscheinen (Broman).

Die Knorpelringe (Trachealringe) erscheinen in der 6. Woche als ringförmige dichtere Zellmassen zwischen Abschnitten mit dünner gelagerten Zellen, den späteren Lig. anularia. Ihre Verknorpelung beginnt in den oberen Ringen schon um die 8. Fruchtwoche, schreitet lungenwärts fort und erstreckt sich Mitte des 3. Fruchtmonats auf die ganze Luftröhre. Die Lig. anularia sind nach Merkel um diese Zeit außerordentlich niedrig, fast linear. In den beiden Luftröhrenästen treten die Knorpelringe im 3. Fruchtmonat (bei 30 mm Länge) auf. Erst im 5. Monat finden sie sich in den gröbsten Bronchalverzweigungen.

Die elastischen Fasern erscheinen erst Ende des 4. Fruchtmonats.

Etwa gleichzeitig bilden sich die ersten Drüsenanlagen als zapfenförmige Verdickungen der Epithelschicht. Sie verlängern sich, höhlen sich aus und durchsetzen die Muskelschicht. Ihre Ausbildung schreitet lungenwärts fort. Die zuerst gebildeten besitzen Anfang des 7. Fruchtmonats schon alveoläre Ausbuchtungen, die später angelegten sind noch einfache Schläuche mit oder ohne Anschwellung der Enden. In den stärksten Bronchalästen finden sich etwa Mitte des Fruchtlebens die ersten Drüsenanlagen (Broman).

Der **Luftröhrenknorpel** des Neugeborenen ist wenig ausgebaut (differenziert) und dem des Erwachsenen unähnlich. Von der Grundsubstanz verschiedene Höfe bzw. Kapseln sind färberisch nicht zu erkennen (Methylenblau). Ebensowenig läßt die Grundsubstanz Balken unterscheiden, ist außen (Pikrofuchsin) breit rot gefärbt und streifig. Die Streifen gehen ohne Unterbrechung in die Fasern der Knorpelhaut über. Innen besteht eine nur schmale rotgefärbte Lage. Das Perichondrium ist hier feinfaserig und geht mit seinen Bestandteilen unmittelbar in die Grundsubstanz über (Schopfer).

Die Zellen liegen einzeln oder zu zweien. Ihre Verteilung und Ausrichtung ist aus der Abb. 377a zu ersehen. Weitere Einzelheiten gibt Schopfer. Siehe auch S. 598, 599.

Die Drüsen sind schon ziemlich weit ausgebildet. An der hinteren Wand finden sich jenseits der glatten Muskelschicht schon lange Drüsenzüge. Die noch kleinen hellen Zellenbezirke nehmen schon leichte Schleimfärbung an (Abb. 377 und 378 und S. 599).

II. Die Lungen des Neugeborenen.
Merkmale und Besonderheiten der Lunge vor und nach dem ersten Atemzuge.

Die Lunge des Neugeborenen vor dem ersten Atemzug ist, wie man an Totgeburten feststellen kann, vollständig luftleer, derb und von der Beschaffenheit eines drüsigen Organes. Ihre Oberfläche ist glatt. Aus der Schnittfläche tritt beim Hinüberstreichen mit dem Messer eine blutig-seröse, nicht schaumige Flüssigkeit heraus. Nach der Luftfüllung bekommt sie ihre zarte Beschaffenheit und setzt einem Eindruck nur einen geringen Widerstand entgegen. Infolge Vorwölbung der Lungenbläschen ist sie jetzt uneben. Bei unvollständiger Atmung sieht man innerhalb der gleichmäßig unebenen mehr hellroten Oberfläche eingesunkene dunkle Bezirke (Haberda). Die gut und gleichmäßig mit Luft gefüllte Lunge zeigt innerhalb der Läppchengrenzen eine gleichmäßige Besetzung mit den „wie Perlbläschen sich präsentierenden Alveolen" (Haberda).

Ihre Farbe ist, wenn das Kind nicht geatmet hat, grauweiß oder mehr gelblich infolge der Blutarmut. Ihr Aussehen wird auch mit Milchschokolade verglichen (Haberda). Köstlin spricht von dem Braunrot der fetalen Lunge.

Nach erfolgter Luftfüllung wird die Lunge blaß rötlich und ist um so heller rot, je vollständiger sie geatmet hat. Es mischt sich die Farbe des Blutes mit dem Ton, den die in den Lungenbläschen fein verteilte Luft zuwege bringt (Merkel). Die Farbe erscheint um so dunkler, je weniger die Luft die Lungenbläschen erfüllt. Die vorderen Teile pflegen an der Leiche ausgesprochener hellrot zu sein als die rückwärtigen, deren Blutgehalt wegen der Hypostase reicher ist (Haberda). „Starb die Frucht unter vorzeitigen Atembewegungen ab, so ist die Farbe der Lungen dunkel, da sie bluthaltiger geworden sind, und zeigt die verschiedensten Nuancen von Violett bis zum Dunkelblaurot. An solchen blutreichen Lungen tritt die durch die Hypostase bewirkte dunklere Färbung der nach rückwärts gelegenen Partien nicht so deutlich hervor, wie dies bei lufthaltigen Lungen meist der Fall ist" (Haberda).

Die Lungen sind vor der Atmung schwerer als Wasser und sinken unter.

Angaben über das spez. Gewicht der Lungensubstanz bei Vierordt (Krause, luftleer, Gefäße mäßig gefüllt) = 1,0450—1,0560, ferner (möglichst ohne Bronchialästchen, Toldt) = 1,041, eine hepatisierte Lunge (Rapff) = 1,0345 und eine durch Pleuraexsudat vollständig komprimierte (Toldt) = 1,045 beziehen sich nicht auf den Neugeborenen. Auch bei Haberda fehlt eine Zahlenangabe für den Neugeborenen vor der Atmung.

Nach der Luftfüllung durch die Atmung schwimmen die Lungen auf dem Wasser (Lungenschwimmprobe, hydrostatische Lungenprobe).

Wegen histologischer Unterschiede siehe S. 574—579.

Bei Totgeburten treten die in der Voransicht schmal erscheinenden Lungen gegen die breit sichtbaren Gebilde des Mittelfellraumes, Herz und Thymus, ganz zurück. Im wesentlichen füllen die Lungen jetzt nur die Pleurakuppel, den Sulcus pulmonalis und die seitlichen Teile der Pleurahöhle aus. Unten bleibt der Sinus phrenicocostalis frei. Die Lungen sind niedrig, breit und flach (Abb. 365 und 366) gegenüber dem luftgefüllten Organ. Die Eindrücke der anliegenden Gebilde sind gut ausgeprägt (Abb. 363). Die vorderen und unteren Ränder sind scharf. Die untere Fläche ist wenig ausgehöhlt. Die ersten Atemzüge verändern das Bild, und die Lungenränder schieben sich weiter abwärts, sowie über das Herz vor (Wesener, Aeby). Nach Atmungseintritt vergrößert sich die Lunge in allen Richtungen, besonders in sagittaler. Als Folge der Verlagerung der Herzspitze nach rechts und abwärts nimmt die Ausdehnung des Herzeindruckes ab. Die Ränder der Lunge werden infolge der Ausdehnung der Alveolen stumpfer (Abb. 366). Die topographischen Folgen, einschließlich der Beziehungen zum Skelet, können hier nicht eingehend besprochen werden. Beachtenswert ist es, daß nach Gittings, Fetterolf und Mitchell die Beziehungen der Spalten und Lappen zum Brustkorb praktisch dieselben wie beim Erwachsenen sind.

Die jetzt nach erfolgter Luftfüllung eingeengten Lungen sind im Verhältnis zum Thorax zu groß. Im eröffneten Thorax Neugeborener, die gelebt haben, vermißt man nach Engel jede Zurückziehung der Lungen. Die Mediastinalgebilde (bzw. Thymus, große Gefäße) beanspruchen einen unverhältnismäßig großen Raum. Infolgedessen ist die Ausdehnungsmöglichkeit für die Lunge gering (Engel). Mit dem ersten Atemzug gibt der Brustkorb seine Ruhestellung im Mutterleibe auf und nimmt eine nur geringe Exkursionen gestattende Inspirationsstellung ein. Nach Casper zeigen sogar das Thoraxvolumen der Totgeborenen und das des Neugeborenen, der geatmet hat, keine Volumdifferenzen.

Ein Ergebnis der Beengung ist am jungen Säugling bei verstärkter Atmung die Entstehung von Intercostalwülsten. „Wenn die Lunge das Bestreben hat, sich besonders stark auszudehnen, muß sie sich aus Platzmangel in die Intercostalräume vorwölben. Namentlich an den Stellen ist es der Fall, wo die Erweiterung des Thoraxraumes auf Schwierigkeiten stößt: das ist hinten-prävertebral. Bei der Obduktion von Säuglingen findet man an der Lunge oft eine große Reihe von Intercostalwülsten und dementsprechenden Rippenfurchen. Gewöhnlich sind sie am stärksten oben und hinten. Nach vorn, d. h. nach dem Sternum zu, nehmen die Intercostalwülste an Größe und Ausdehnung ab" (Engel).

Die Erklärung erscheint nicht ganz befriedigend. Die Lunge muß einen höheren Gewebsdruck haben als die Weichteile der Zwischenrippenräume, wenn sie diese vorwölben kann. Der höhere Druck ihres Gewebes kann nur Folge der starken Blutfüllung sein. An sich hat die Lunge kein Bestreben sich auszudehnen, sie dehnt sich nur passiv. Dazu

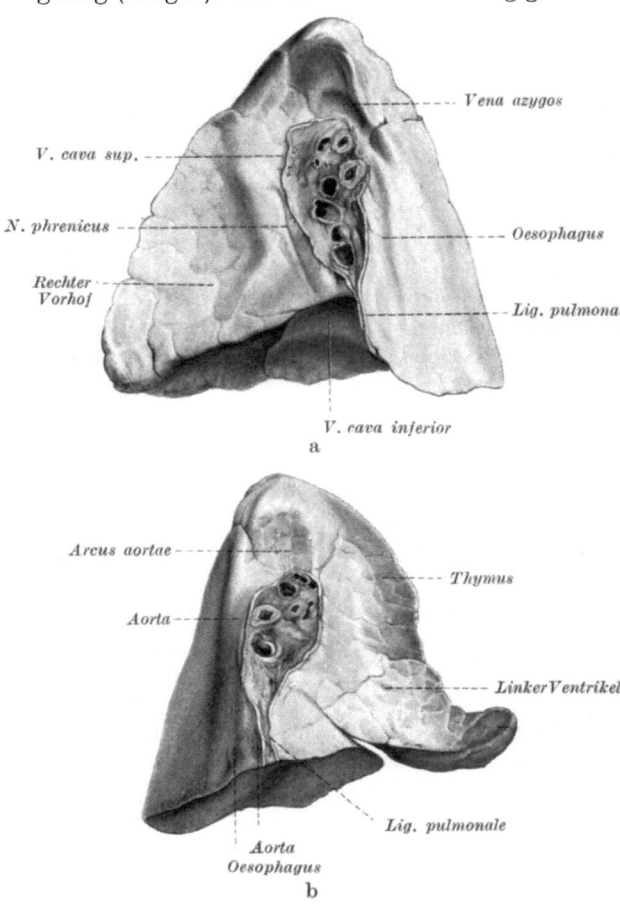

Abb. 363 a und b. Innenfläche a) der rechten, b) der linken Lunge des Neugeborenen vor der Atmung (Totgeburt) mit dem Hilus und den Organeindrücken. $^4/_5$ der nat. Größe.

käme das Bestreben der Rippen, wenigstens in eine gewisse Ausatmungsstellung wieder zurückzusinken. Sie müßten dann das Lungengewebe eindrücken, die Ursache läge dann in den Rippen. — Eine andere Erklärungsmöglichkeit wäre gegeben, wenn man eine zu geringere Retraktionskraft der Neugeborenenlunge nach den Inspirationen annehmen dürfte. Das elastische Gewebe, das erst mit den Atembewegungen voll ausreift, würde sich damit vertragen, nicht aber die beim Kinde reichlich entwickelte glatte Lungenmuskulatur.

Eigentümlichkeiten der ersten Luftfüllung der Lunge.

Die **Luftfüllung** der Lunge ist immer noch ein umstrittener Vorgang. Nach der einen Auffassung füllt sie sich in ihren einzelnen Teilen nach und nach, und erst nach 3 Tagen wird die Füllung vollständig. Einzelne Alveolengruppen sollen noch wochenlang leer bleiben. Die Größe des respiratorischen Luftwechsels ist nach Dohrn und nach W. Recklinghausen in den ersten Stunden gering und steigt in den ersten Tagen erheblich an. Es füllen sich nach Dohrn zuerst die vorderen Lungenränder, dann die Seitenteile und noch später die unteren Lungenränder. Eine gewisse anfängliche Füllung auch der zurückgebliebenen Teile wäre damit nicht ausgeschlossen, worauf auch Loeschcke hinweist.

Die ungleichmäßige Entfaltung der Lunge vertritt Scammon im Anschluß an Champneys, nach dem sie nach folgenden Regeln vor sich geht: Die rechte Lunge ist gewöhnlich besser entfaltet als die linke. Die vorderen Gebiete sind besser entfaltet als die hinteren. Am häufigsten sind die unteren Lappen unentfaltet. Der (rechte) Mittellappen ist gewöhnlich gut entfaltet und der ihm entsprechende Teil der linken Lunge oft besser als die übrigen. Ist der (rechte) Mittellappen schlecht entfaltet, so ist es oft auch der entsprechende Teil der linken Lunge. Broman bringt die von ihm vorausgesetzte leichtere und frühere Füllung der rechten Lunge mit der Weite und Kürze des rechten Luftröhrenastes in Verbindung, sowie mit der genaueren Fortsetzung der Richtung der Luftröhre durch diesen Ast.

Tatsächlich bringt bei einem ganz gesunden Kinde schon ein kräftiger Atemzug alle Teile der Lunge gleichmäßig zur Entfaltung (Fritsch). Ein Kind fiel

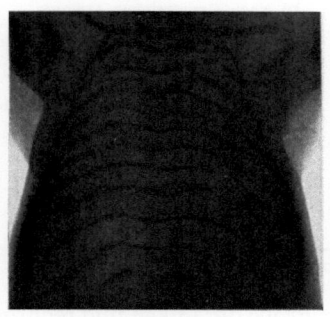
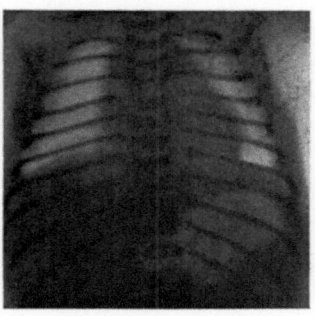

a b

Abb. 364a und b. Röntgenaufnahme zur Luftfüllung. Nach Langstein und Ylppö. a) Röntgenaufnahme einer Totgeburt. Die Lunge zeichnet sich nicht ab. b) Röntgenaufnahme eines Kindes 5 Minuten nach der Geburt. Die Lunge zeichnet sich gleichmäßig hell ab. Der Mittelschatten tritt deutlich hervor.

bei einer Sturzgeburt 8 m tief in den dünnflüssigen Kot einer Abortgrube und erstickte. Die Lungen waren voll entfaltet. Ylppö fand bei atmenden Neugeborenen niemals den Röntgenschatten, den atelektatische Teile geben müßten. Die in den dorsalen Teilen der Lunge (im Sulcus pulmonalis) gefundenen Atelektasen sind nach Loeschcke bei oder nach dem Tode entstanden (Abb. 364).

Es sind mehrere Fälle bekanntgeworden, wo Kinder kürzere Zeit oder bis zu fast 2 Tagen gelebt und gut geatmet hatten, während bei der Obduktion die Lunge luftleer gefunden wurde (Erman, Peiser, Langstein u. Ylppö, Loeschcke, Løvset). Diese Fälle lassen sich durch die Resorption der Luft erklären, die von den Geweben und vom Blut aufgenommen wird. Der Kreislauf bleibt länger in Gang als die Atmung. In dem Fall von Loeschcke konnte zudem ein langsamer Erstickungstod nachgewiesen werden. Die nachträglich wieder atelektatisch gewordenen Lungen enthielten in den terminalen Bronchioli, den Alveolargängen und Alveolensäckchen geringe Mengen einer eiweißreichen Ödemflüssigkeit (Loeschcke, Ungar).

Unter Berücksichtigung der verschiedenen Beobachtungen kommt man zu der Überzeugung, daß bei kräftigen gesunden Neugeborenen die Lunge sich sofort in allen Teilen füllen wird, wenn auch die Füllung vielleicht noch nicht den höchsten möglichen Grad erreicht. Dagegen gibt es eine große Anzahl von Kindern, bei denen der Vorgang in Schüben abläuft (S. 571).

Die Raumgröße (Volumen) der Neugeborenenlunge.

Zur Veranschaulichung der Zunahme der Raumgröße (des Volumens) der Lunge vor und nach der Atmung stelle ich je 4 von mir ausgesuchte Messungen von Wesener an ausgetragenen Totgeburten und an Kindern, die in den ersten 11 Lebenstagen verstorben sind und für den Zweck einwandfrei erscheinen, zusammen. Im Durchschnitt ergeben sich für die Lungen vor der Atmung 59,6 ccm, nach der Atmung 64 ccm und nach der Umrechnung auf 100 cm Körperlänge 115 und 129 ccm. Wesener selbst gibt als Mittel für alle untersuchten Totgeburten 52,5 ccm an und stellt dem die Zahl von 75—80 ccm gegenüber, die er für aufgeblasene Lungen aus den ersten Tagen nach der Geburt erhält. Bei Aeby finden wir für Lungen nach der Atmung 68 ccm (67,7) im Mittel und Werte zwischen 43 und 85.

Tabelle 136. Raumgröße beider Lungen.

	a) Vor der Atmung			b) Nach eingetretener Atmung				
Nr. bei Wesener	Länge cm	Raumgröße der Lungen		Nr. bei Wesener	Länge cm	Alter (Tage)	Raumgröße der Lungen	
		wirkliche Größe ccm	auf 100 cm Länge berechnete ccm				wirkliche Größe ccm	auf 100 cm Länge berechnete ccm
1	52	59	113,4	1	47	1	55	117
2	55	78	141,8	2	48,5	4	65	133,9
6	49,5	43,5	87,9	4	51	7	65	127,4
7	50	58	116,0	5	50	11	70	140,0
Durchschnitt		59,6	115,0	Durchschnitt			64,0	129,0

Über die gemessene und die anteilige Raumgröße der linken und rechten Lunge und der einzelnen Lungenlappen findet man Zahlen (nach 10 Fällen) bei Aeby, die aus der folgenden Übersicht zu entnehmen sind.

Tabelle 137. Gemessene und anteilige Raumgrößen (Volumina) der lufthaltigen Neugeborenenlungen und der Lungenlappen bei Neugeborenen (Kubikzentimeter) nach Aeby.

	Lappen der rechten Lunge			Lappen der linken Lunge		Ganze rechte Lunge	Ganze linke Lunge	Beide Lungen
	Oberlappen	Mittellappen	Unterlappen	Oberlappen	Unterlappen			
Mittel (Kubikzentimeter) . . .	10,7	9,5	18,7	12,7	16,6	38,4	29,3	67,7
Mindestwert	6,4	5,5	13,0	6,8	11,0	24,9	17,8	42,7
Höchstwert	16,4	12,5	26,2	16,6	21,6	51,4	34,8	84,6
Anteiliger Raum der Lungenlappen in Hundertsteln (%) der Lungen ihrer Seite.								
Mittlerer Anteil	27,8	23,3	48,9	43,2	56,8			
Mindestanteil	23,1	18,5	45,4	37,9	50,3			
Höchstanteil	32,7	28,4	53,0	49,7	62,1			

Die rechte Lunge ist schon vor der Geburt raumgrößer als die linke. Sie umfaßt bei der sechsmonatigen Frucht 13,2 ccm gegenüber 9,9 ccm links (Aeby). Für den Neugeborenen, der nicht geatmet hat, veranschaulicht die Abb. 365a und b den Unterschied. Der Rauminhalt der rechten Lunge vor der Atmung übertrifft den der linken um etwa ein Drittel, ihr Gewicht verhält sich zu dem der linken wie 100 : 62 (Chievitz nach Broman). Nach Jackson ist die rechte Lunge beim Neugeborenen um 25—30% umfangreicher als die linke. Nach Aeby beträgt nach der Atmung der Raumanteil der linken Lunge an der rechten im Mittel 77,2%, im Mindestwert 54,3%, im Höchstwert 92,7%.

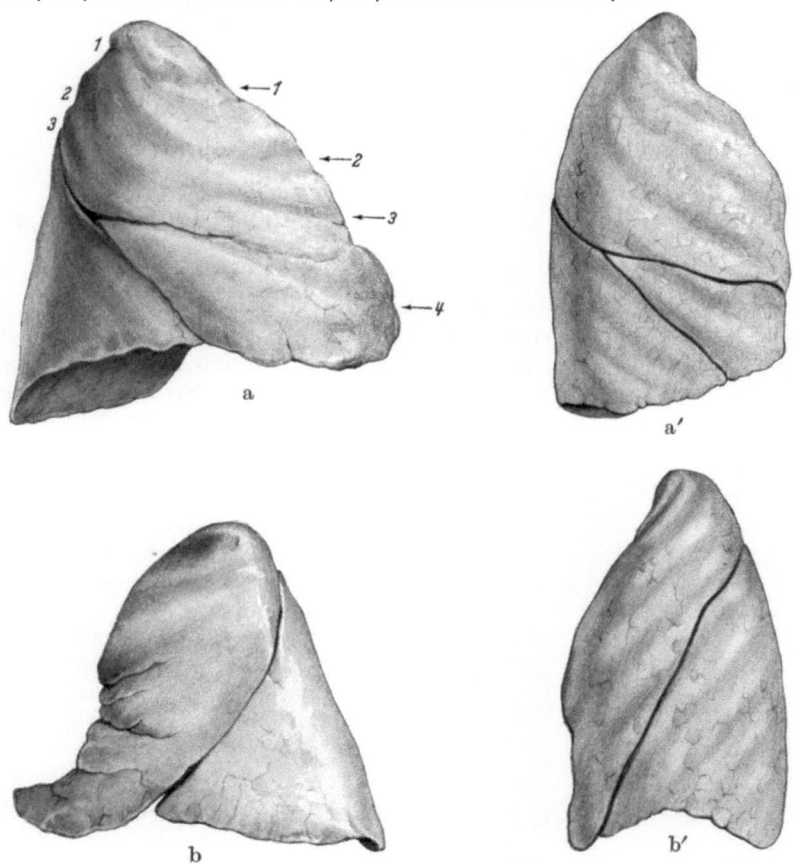

Abb. 365a und b. Seitenansicht der Lungen des Neugeborenen vor der Atmung (Totgeburt). a) r. Lunge, b) l. Lunge, a') und b') die entsprechenden Ansichten vom Erwachsenen. Zahlen auf a) geben die Eindrücke der entsprechenden Rippen an. a') und b') r. und l. Lunge eines Erwachsenen nach Merkel, stark verkleinert, a) und b) $^4/_5$ der nat. Größe.

Das Gewicht der Neugeborenenlunge.

Das Gewicht der Lungen des Neugeborenen wird zwischen 39 und 70 angegeben. Stets ist die rechte Lunge schwerer (vgl. S. 574). Natürlich ist das Lungengewicht eines totgeborenen Kindes niedriger, als es nach der Atmung gewesen wäre. Die atmende Lunge füllt sich mit Blut. Nach Sappey, Testut, Cruveillier beträgt das anteilige Lungengewicht Totgeborener $^1/_{50}$—$^1/_{60}$ des Körpergewichts (s. Gundobin), nach Eintritt der Atmung jedoch $^1/_{34}$ (Sappey), $^1/_{46}$ (2,16%) (Vierordt), $^1/_{54}$ (Juncker). Nach Juncker ist das anteilige Gewicht beim Neugeborenen dasselbe wie beim Erwachsenen. Das kann natürlich nur ungefähre Gültigkeit haben. Die Zahlen für Erwachsene sind nach Vierordt $^1/_{50}$ (2,01%), nach Krause $^1/_{40}$—$^1/_{50}$, nach Quain bei Männern $^1/_{37}$, bei Frauen $^1/_{43}$, nach Gocke $^1/_{55}$ bei Männern, $^1/_{72}$ bei Weibern. Für den Neugeborenen gibt Vierordt $^1/_{46}$ (2,16%) an. (Schriften bei Vierordt.) Nach Ploquet ermöglicht daher das anteilige Lungengewicht ein Urteil darüber, ob und wie lange das Kind gelebt hat. Vgl. jedoch S. 585: Lungenprobe.

Tabelle 138. Gewicht der Lungen Neugeborener.
Die Zahlen in () bedeuten die Anzahl der Fälle.

Untersucher	Beide Lungen	Linke Lunge	Rechte Lunge
Juncker 1894[1]	70 [60]	33,3 [25]	36,7 [35]
Vierordt 1906, (Sammelzahl nach verschiedenen Untersuchern)	54,0	23,9 (11)	30,2 (53)
Gedgowt	57,3	25,0	32,0
Craig (nach Coppoletta and Wolbach) . .	58	—	—
Coppoletta and Wolbach[2]) 0—3 Tage . .	39,0 (15)	18,0	21,0

Histologie der Neugeborenenlunge.

a) Das respiratorische Epithel[3]).

Von rein wissenschaftlicher und zugleich von erheblicher praktischer Bedeutung ist die Entstehung des respiratorischen Epithels, also die Beschaffenheit des Alveolarepithels vor und nach Eintritt der Atmung. Nach älterer Auffassung tragen die Alveolen Neugeborener vor Atmungsbeginn ein aus kleinen dicken, kubischen Zellen bestehendes Epithel. Infolge der mit dem ersten Atemzuge einsetzenden Erweiterung der ganzen Lunge erweitern sich auch die Alveolen und blähen sich unter Dehnung ihrer Wand auf. Das respiratorische Epithel zeigt jetzt neben wenigen unveränderten kubischen Zellen ganz flache kernlose Platten, die rein mechanisch durch die Dehnung und unter Kernverlust aus den Zellen entstanden sind und deren Grenzen durch Versilberung (Eberth) dargestellt werden können.

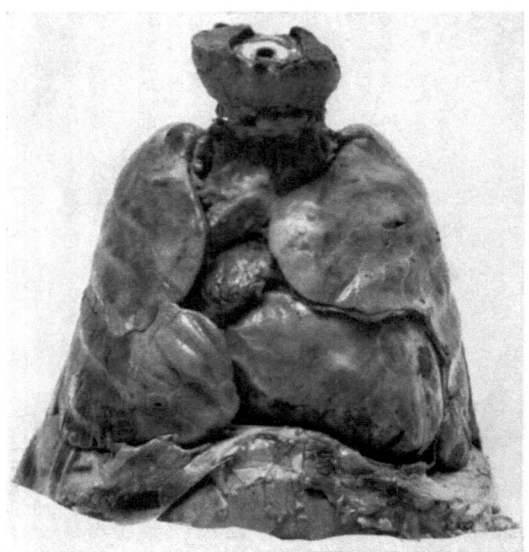

Abb. 366. Lungen eines 2½jährigen Knaben im Brustkorb mit den übrigen Organen gehärtet. Aussehen einer luftgefüllten Lunge. Lichtbild von Prof. Loeschcke.

Diese Auffassung des Alveolarepithels und meist auch zugleich die mechanische Entstehung vertreten im Anschluß an Eberth auch Schultze, Frey, Fol, Orth, Schmidt, de la Croix u. a. Auf noch ältere sonstige Auffassungen von Stewart, W. Addison, Fauré-Frémiet, Preyer u. a. kann nicht eingegangen werden. Die Entstehungsfrage läßt sich zwar nicht von der Theorie des fertigen respiratorischen Epithels trennen, indessen steht hier für die kindliche Anatomie die Umwandlung selbst und die Zeit der Umwandlung des rein

---

[1]) Nach dem Text; nach der Tab. 1a ergeben sich die in [ ] stehenden Durchschnittszahlen.

[2]) Die niedrigen Zahlen von Coppoletta und Wolbach lassen vermuten, daß die Lungen noch ungenügend mit Blut gefüllt waren. Als Länge gibt er 49 cm an, unausgetragene Kinder sind es also nicht gewesen.

[3]) W. Bargmann 1936 in Möllendorffs Handb. konnte nicht mehr berücksichtigt werden.

embryonischen Epithels in das nachgeburtliche respiratorische im Vordergrund. Seemann (1931) hat eine eingehende geschichtliche Darstellung des Problems gegeben. Eingehende kritische und geschichtliche Angaben macht ferner Galli und ebenso Josselyn 1935.

Die mechanische Entstehung des respiratorischen Epithels durch den ersten Atemzug findet man in der jüngeren Vergangenheit z. B. noch vertreten durch Mirto 1901, Gundobin 1912 und in Handbüchern. Nach den Forschungen etwa der letzten anderthalb Jahrzehnte liegen die Verhältnisse indes völlig anders. Demnach beginnt die Umwandlung des Alveolarepithels regelmäßig schon lange vor der Geburt und beruht auf Wachstumsvorgängen und Gewebsumwandlung (Differenzierung) des Alveolarepithels. Die Bedeutung nichtmechanischer Faktoren haben schon früher u. a. Elenz, Kölliker, Küttner und Moriani betont. Den frühzeitigen Beginn der cytologischen Umwandlungen lange vor der Atmung zeigten besonders Hochheim, Addison u. How, Ogawa, Stewart, Dragiou, Fauré-Frémiet, Siracusa, Seemann, Cazzaniga u. a. Dies ist bei Galli und bei Seemann dargestellt.

Vor dem 6. Monat und noch bis gegen sein Ende bildet der Zellenbelag der Alveolen einen ununterbrochenen Überzug aus gleichartigen kubischen Epithelzellen. Noch zu Ende desselben Monats beginnt die allmähliche Umwandlung des Epithels in einen anderen Zustand. Kleine in ihrem kernhaltigen Teil niedrig kubische Zellen bilden mit dünnen, zarten cytoplasmatischen Ausbreitungen ein Syncytium, das den Lungencapillaren anliegt. Kernlose Platten gibt es nicht (Franceschini, Dogliotti, Lambertini). Zwischen dem Alveolarepithel der reifen Frucht vor der Geburt und vor dem Eintritt der Atmung und dem Alveolarepithel des atmenden Neugeborenen besteht kein cytologischer Unterschied. Die Umbildung zum sogen. respiratorischen Epithel geschieht nicht durch die Dehnung infolge des Eindringens von Luft mit den ersten Atemzügen, sondern im Anschluß an einen fortgeschrittenen Ausbildungszustand der Wand, nämlich der Muskelfasern, des Bindegewebes, des elastischen Gewebes und des perialveolären Capillarnetzes. Dazu kommt die nicht mechanische, sondern selbständige biologische Umformung der Epithelzellen selbst (u. a. Lambertini). Dabei sind die inneren treibenden Kräfte und die unmittelbar wirkenden Faktoren noch unbekannt. Bekannt ist die Bedeutung des aufgenommenen Fruchtwassers zur Einleitung der Entfaltung der Alveole. Die Zulassung der Fruchtwasserwirkung hängt eng zusammen mit der Lehre von den Atembewegungen im Fruchtleben (Winslow, Ahlfeld, Reifferscheid, G. Bayer). Man kann Fruchtwasser mit Meconiumkörperchen und Amnionzellen auch bei glatten Geburten in der Luftröhre und in den Alveolen finden (Ahlfeld, Haberda, später Addison u. How, Dragiou u. Fauré-Frémiet, Balthazard u. Pieddeliévre[1]), Wislocki[2]), Seemann, Stewart u. a.). Man muß sich Staemmler anschließen, der, wenn auch mit einer gewissen Reserve, darauf hinweist, daß die vorgeburtliche Ausbildung elastischer Fasern auf die mit der vorgeburtlichen Atmung gegebene funktionelle Ursache zurückgeführt werden kann. Die gleiche Ursache muß auch an der vorgeburtlichen Ausbildung des respiratorischen Epithels einen Anteil haben. Der endgültige histologische Zustand setzt jedenfalls nicht schlagartig ein und erstreckt sich nicht gleichzeitig auf alle Teile der Lunge. Stets findet man bei reifen und unreifen Früchten neben Stellen mit schon umgewandeltem Epithel solche, wo die Lungensäckchen noch reines kubisches Epithel führen, sowie Übergangsbilder (Abb. 367).

In dieser allgemeinen Schilderung der Vorgänge kommen die bestehenden Meinungsverschiedenheiten noch nicht einzeln zum Ausdruck. Allgemeine Über-

---

[1]) Bull. Acad. Méd. Paris **83** (1920).   [2]) Amer. J. Anat. **32** (1924).

einstimmung besteht nur über den Beginn der Umwandlung, die schon Kölliker in den 6. Fruchtmonat verlegte. Aber die Deutung der um diese Zeit zu beobachtenden Veränderungen an den Alveolarepithelien ist uneinheitlich.

Die Veränderungen beginnen mit einer zunehmenden Anreicherung zahlreicher Zellen mit Lipoidkörnchen, welcher eine Abblätterung oder Abstoßung der hinfälligen Zellenelemente folgt, die sich bis zu einigen Tagen nach der Geburt fortsetzt. Die abgestoßenen Zellen bieten die Merkmale der fettigen Degeneration (Lambertini u. a.).

Im Anschluß an diese Vorgänge und auf Grund ihrer Beobachtungen nehmen folgende Untersucher einen **Verlust der entodermalen Epitheldecke und**

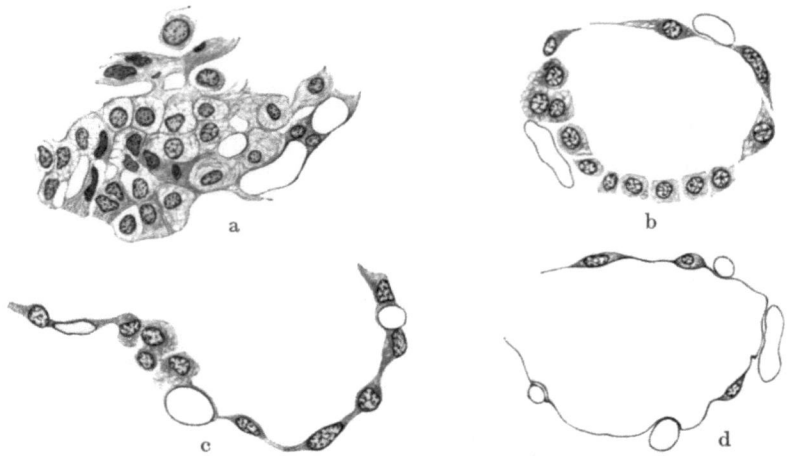

Abb. 367a—d. Übergänge des kubischen Epithels der Alveole in das respiratorische Epithel. a) Flächenansicht des Alveolenepithels einer reifen männlichen Totgeburt von 54 cm Länge. Nur wenige Stellen mit flacher Ausbreitung des Plasmas. Nach Lambertini. Zeiss Okul. 4, Imm. $^1/_7$. b) Männliche Frühgeburt von 38 cm Länge, hat 7 Tage geatmet. Schnitt nach Lambertini wie a). c) Ähnliches Bild. Weiter fortgeschrittene Epithelabflachung. Nach Lambertini wie oben. d) Männliche Frühgeburt von 39 cm Länge. Hat 10 Tage gelebt. Sehr dünner protoplasmatischer Überzug von zwei Epithelzellen über die Capillaren. Nach Lambertini wie oben.

meist zugleich **mesodermale Alveolenoberfläche** als Ersatz der verlorengegangenen an. Dabei bestehen im einzelnen Verschiedenheiten.

Französische und italienische Forscher (u. a. Lang, Policard, Galli) vertreten den Zerfall des entodermalen Epithels und die Mesenchymzugehörigkeit wenigstens der dünnen Platten. — Auch nach Policard ist die Auskleidung aus Mesenchymzellen gebildet, die Histiocyten sind von reticuloendothelische Zugehörigkeit besitzen. — Ebenso rechnet Antoniazzi die Auskleidung der Alveolen zu den Reticuloendothelien. — Nach Henke und Silberberg liegt im ausgebildeten Zustande kein entodermales Epithel mehr über den Capillaren. Sie „liegen nackt oder sind von einer dünnen mesenchymalen Grundsubstanz bedeckt". — Auch nach Firle wird die Lungenalveole nur von einem dichten Capillarnetz ausgesponnen und erhält durch elastische Fasern ihr Stützgerüst (Abb. 368). Zu diesem Bilde, das für Erwachsene entworfen ist, müßte sich also nach der Geburt oder schon vorher die Alveolenwand entwickeln. — Nach Alice ist das Epithel schon vom 6. Monat ab lückenhaft. — Auch Dogliotti vertritt die Lückenhaftigkeit nach vorheriger Abstoßung lipoidhaltiger Zellen. Nach ihm rühren die kleinen kernhaltigen Zellen zwar von dem entodermalen Epithel her, aber kernlose Platten gibt es nicht und die Alveolenluft berührt unmittelbar die mesodermale Oberfläche. — Businco und Giunti (1930) nennen die auskleidenden Zellen der Alveole Pneumocyten und rechnen sie zu dem reticuloendothelialen System. — Ebenso sind die Alveolarepithelien nach Fried mesenchymaler Natur. Die Alveolarphagocyten (Epitheloidzellen) stammen von undifferenzierten Mesenchymzellen der Alveolarwand ab. — Galli vertritt, ebenso wie Chiodi für den Rinderfetus, für den Menschen die

Ansicht, daß in den Alveolen das entodermale Epithel zerfällt und die Oberfläche von der bindegewebigen Grundlage gebildet wird, deren Zellen eine epithelische Form annehmen. Kernlose entodermale Epithelplatten gibt es nach ihm nicht. Jedoch findet man auf der Bindegewebsgrundlage mehr oder weniger ausgedehnte kernlose Cytoplasmazüge, die augenscheinlich während des Zerfallsvorganges des ursprünglichen Epithels auf dem Bindegewebe erhalten bleiben. — Nach Josselyn besteht die Auskleidung der Alveolen (Kaninchen) aus einem Häutchen (Membrane), das aus retikulären und elastischen Fasern und einer kontinuierlichen homogenen durchsichtigen Grundsubstanz gebildet ist. Die Kerne auf der Alveolenwand gehören nach ihm Histiocyten oder möglicherweise anderen Bindegewebszellen an. Die oft schwachen, oft unterbrochenen Versilberungslinien können nicht als Zellgrenzen betrachtet werden. — Nach Lang täuschen die Histiocyten Alveolarepithelien vor.

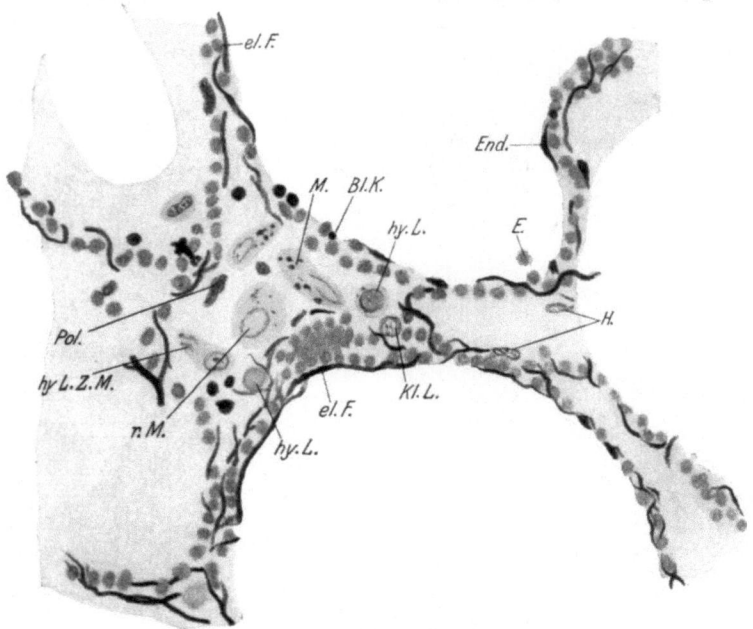

Abb. 368. Natürliche Alveolenbegrenzung nach Firle. *el. F.* = elastische Fasern, unmittelbar die Alveolenwand begrenzend (keine Membran!). *Bl. K.* = Blutcapillare, unmittelbar die Lichtung begrenzend. Ähnlich oben rechts bei *End.* = Endothelzelle. *M.* = Makrophage. *r. M.* = ruhender Makrophage. *hy. L. Z. M.* = Lymphzelle in Umwandlung zum Makrophagen. *Kl.* = kleiner Lymphocyt. *hy. L.* = hypertrophischer Lymphocyt. *Pol.* = Polyblast. *H.* = Histiocyt. *E.* = Erythrocyt. — Ödematöse Lunge. — Zenker-Formol. Unna-Tänzer. Mittelstarke Vergrößerung. Nach Firle.

Geschichtlich berührt es eigenartig, daß obige Anschauungen von der bindegewebigen Auskleidung der Alveole sich wieder mit den Vor-Eberthschen Auffassungen berühren, wonach die Luft in der Lunge unmittelbar mit den Capillaren und dem Bindegewebe in Berührung sei (Bowman, Rainey, Todd, Villemin, Zenker [zit. nach Galli]).

Wenn bei verschiedenen Forschern gesagt wird, daß die Auskleidung der Alveolen kein Epithel sei, sondern von Mesenchymzellen oder Histiocyten oder vom Bindegewebe gebildet werde, so wird man diese Ansicht besser so ausdrücken, daß es sich nicht um entodermales Epithel handele, sondern um mesodermales oder um Mesenchymzellen (bzw. Bindegewebszellen) in epithelischer Anordnung.

Es folgen Untersucher, die mehr oder weniger entschieden die entodermale Zugehörigkeit der Alveolenauskleidung vertreten.

Nach Tschistowitsch ist an Totgeburten die Hauptmasse der Alveolen mit kubischem, hie und da hohem, an anderen Stellen niedrigem Epithel ausgekleidet und es sind Bezirke mit abgeplattetem Epithel vorhanden. Nach der Atmung (Neugeborene) erscheinen nach ihm Bezirke, welche keine Epithelauskleidung, „wenigstens keine deutlich sichtbare", aufweisen. Es ist nach ihm schwer, ,,deutliche Vorstellungen in bezug auf die Entstehung der Membran, welche die Alveolen beim Erwachsenen auskleidet, zu erhalten". — Nach Oberling und Raileanu ist die Phagocyteneigenschaft der Alveolenzellen fast von jedermann anerkannt. Deshalb besonders haben Policard und seine Schüler (siehe oben) ihre epithelische Natur geleugnet und betrachten sie als Histiocyten. Nach den genannten besteht indessen kein grundlegender Unterschied im histiophysiologischen Verhalten der Alveolenzellen und der Epithelzellen der Bronchioli. Beide Zellenarten können sich als Phagocyten betätigen und können vitale Farbstoffe aufnehmen. Die Alveolenzelle besitzt also ,,nature epithelial", wie sie sagen, sie meinen also: Endodermnatur bzw. -Abkunft. — Nach Ogawa sind die kernlosen Platten des respiratorischen Epithels der Säugetiere kernlos gewordene ganze Zellen. Er konnte ihr allmähliches Verschwinden bei Kaninchenfeten nachweisen. — Nach Lambertini hat die Abstoßung von Alveolarepithelien nichts mit einem postmortalen Zerfall, einem etwaigen Macerationszustande des Epithels zu tun. Sie findet sich bei im übrigen dicht geschlossenem unverändertem Epithelbelag. Es bleibt also nach ihm eine ununterbrochene, auf das Vorderdarmepithel zurückgehende Epithelauskleidung in den Alveolargängen und -säckchen bestehen. — Addison und How vertreten beim Hunde (1913) die Erweiterung der Alveolen mit dem ersten Atemzuge und die Abflachung ihrer niedrig säulenförmigen oder kubischen Zellen zu äußerst dünnen Platten. Ihre Kerne sind abgeplattet (flattened) und liegen weit voneinander ab. Die Abflachung beginnt nach Ridella am Grunde der (air cell) Alveolen (?) und breitet sich bis zu ihrem (neck) Eingang aus. Die Flüssigkeit aus der Luftröhre und den Bronchen dringt in die Säckchen ein und verteilt sich an der inneren Oberfläche ihrer Wände. In der Flüssigkeit liegen außer einem körnigen Niederschlag große mononucleäre Zellen, möglicherweise ihrer Aufgabe nach Phagocyten (Scammon n. Ridella). — Nach P. Masson und L. Paré ist der Alveolarüberzug zumeist im Kindesalter epithelischer entodermaler Natur. — Bremer (1933/34) spricht das Lungenepithel der Säugetiere als allezeit entodermal an. Daher nach ihm die Alveolarphagocyten (the ,,dust cells") modifizierte Entodermzellen. Sie sind infolge gleicher Funktion von den Gewebsmakrophagen nicht zu unterscheiden (vgl. oben Oberling und Raileanu). — Nach Seemann ist dagegen das Epithel nach den Geburtsveränderungen auf einzelne oder gruppenbildende Zellen in Buchten zwischen den Capillaren (,,Nischenzellen") beschränkt, und den Abschluß bildet eine unter den Epithelzellen und über die Capillaren hinwegziehende strukturlose und zellenlose Alveolarmembran. Kernlose Platten fehlen nach ihm. Die strukturlose Membran besitzt nach ihm keinen bindegewebigen (mesenchymischen) Ursprung. Auch Lambertini u. a. lassen (siehe oben) keine Zurückführung des respiratorischen Epithels auf Elemente der bindegewebigen Grundlage oder auch auf Histiocyten zu[1]).

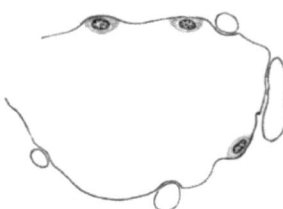

Abb. 369. Schema unter Zugrundelegung von Lambertini zur Veranschaulichung der Auffassung Seemanns. Die feine schwarze Linie ist unter der Sitzfläche der Alveolarzellen hinweggezogen, stellt keine protoplasmatische Ausbreitung dieser Zellen vor und ist nicht mesenchymischen Ursprungs.

Natürlich trifft man in den Alveolarsäckchen und -gängen auch Histiocyten und weiße Blutzellen an.

Will man zu einem Urteil über die Ausbildung des Alveolarepithels beim Neugeborenen gelangen, so beginnt sie übereinstimmend im 6. Fruchtmonat, wobei zahlreiche Epithelzellen zugrunde gehen. Zugleich vergrößert sich die Wandung der Alveole, wird jedoch nur zu einem Teil durch Fruchtwasser erweitert, das bei den Atembewegungen der Frucht hineingesaugt wird. Die letzte volle Entfaltung der Alveole wird erst durch die Atemzüge des neugeborenen Kindes herbeigeführt. Über die Herkunft und Keimblattzugehörigkeit der Be-

---

[1]) Anmerkung. Nach schulmäßig geltender Auffassung in Deutschland wird keine besondere strukturlose Membran angenommen. Die Grundlage der Alveolenwand, auf der das Epithel ruht, besteht nach Rauber-Kopsch ,,aus einer hellen, fast strukturlosen, an dickeren Stellen deutlich fibrillären Grundlage mit ovalen Bindegewebskernen und vielen elastischen Fasern". Für die Auffassung in Frankreich führe ich Letulle an. Danach sitzt das Epithel der Alveole auf einer Glasmembran (Membrane vitrée) ohne Kerne und ohne isolierbare kollagene Fibrillen. Die elastischen Fasern sind mit der Membran eng verschmolzen. Hier besteht (für die fertige Alveole) eine Ähnlichkeit mit Seemanns Alveolarmembran, die jedoch im Gegensatz zu Letulle nicht bindegewebig ist. Eine bindegewebige Membran (,,Chorion") nimmt Policard (Précis d'histologie etc. 1928) an.

deckung des Alveolargrundes schwanken die Ansichten zwischen einer nackten Oberfläche, die in der Hauptsache unmittelbar von der äußeren Fläche der Capillarwand gebildet wird, zwischen einer Bedeckung mit Zellen mesodermaler bzw. bindegewebiger Zugehörigkeit und zwischen einer Bedeckung mit den ursprünglichen, flachgewordenen Zellen entodermaler Abkunft. Ziemlich übereinstimmend scheint bei den Untersuchern, die nur einen dünnen Überzug annehmen, festzustehen, daß dieser nicht aus Platten bestehen kann, die veränderten Zellen entsprechen, deren Grenzen sich mit Silber schwärzen lassen. Das Häutchen ist entweder mesodermaler oder entodermaler Abkunft. Im letzten Falle besteht meines Erachtens die Wahrscheinlichkeit, daß es sich um einen dünnen Protoplasmaüberzug der angrenzenden Epithelzellen handelt. Ich möchte, wie als Verhalten von Epithelzellen bekannt, annehmen, daß die ursprünglichen Epithelzellen, die ja von Anfang an an eine Mesodermgrundlage gebunden sind, sich stereotaktisch mit feiner Plasmaschicht über die bindegewebige Wand der Capillaren und die übrige Bindegewebssubstanz der Alveolenwand ausbreiten. Eine solche Haut könnte die von Seemann angegebene sein (Abb. 369). Jedoch versteht man dann nicht, daß die verbliebenen kubischen Alveolarepithelzellen auf diesen Häutchen nur außen aufsitzen sollen, wie Seemann annimmt. Die ausgedehnten kernlosen Plasmazüge auf dem Bindegewebe der Alveole, von denen Galli spricht, lassen sich in diesem Sinne verwerten. Die Ausbreitungsfähigkeit der entodermalen Epithelzellen wird sehr schön als Analogie zur Abb. 394 veranschaulicht: Das Zugrundegehen der Alveolenzellen vom 6. Fruchtmonat ab ist einer Verletzung ähnlich und die offenen Stellen werden vom syncytial sich verhaltenden Plasma anliegender Zellen überzogen. — Nimmt man mesodermale Oberfläche an, so kann es doch kaum nacktes Bindegewebe sein. Wo Bindegewebe oder Bindesubstanzen in Höhlen einen Oberflächenabschluß bilden, sammeln sich die Zellen des Gewebes zu einem epithelartigen Abschluß. So ist es z. B. an der Oberfläche der weichen Hirnhäute, um subarachnoidische Räume, und selbst beim Gelenkknorpel findet man epithelartige Zellenanordnung. Etwas Besonderes ist bei dieser Auffassung auch darin zu sehen, daß sich dann entodermale und Bindegewebszellen nebeneinander setzen müßten. Das Wahrscheinlichste bleibt daher ein feiner entodermaler Plasmaüberzug. Diese Auffassung steht auch am besten in Einklang mit den an Säugetieren bei einwandfreien histologischen Präparaten erhobenen Befunden. Die Versilberungslinien und ihre Unregelmäßigkeiten können nicht ausschlaggebend sein. Ihr Fehlen spricht für plasmodiales Verhalten der Zellen, ihr Vorhandensein für Trennung zwischen den plasmatischen Platten. Grundsätzliches spricht gegen keine der beiden Möglichkeiten.

b) Interstitielles Bindegewebe und Läppchenbildung. Pleura.

Die Lungen Neugeborener und älterer Früchte lassen äußerlich, aber auch noch auf Schnitten, die Aufteilung des Lungengewebes in Läppchen durch bindegewebige Scheidewände deutlich erkennen. Die Scheidewände sind deutlicher und breiter als später. Beim Keimling überwiegt das Bindegewebe noch viel mehr (Abb. 370).

In ein solches Läppchen (Lobulus) tritt ein kleiner noch Wandknorpel führender Bronchus[1]) ein und teilt sich in der bekannten Weise bis zum letzten der knorpelfreien Bronchuli, dem Bronchulus terminalis, auf. Die an ihn als Stiel des Lungenacinus sich anschließende Teilung beginnt mit 2 weiten Bronchuli respiratorii (alveolares), woran sich die Alveolengänge und Alveolensäckchen mit ihren

---

[1]) Läppchenbronchus.

Alveolen anschließen. Jeder Bronchulus terminalis trägt also einen Acinus. Dies ist die Auffassung des Acinus nach Löschcke, von der sich die von Husten nur dadurch unterscheidet, daß er den Bronchulus terminalis noch nicht zum Acinus rechnet. Aber zu einer Traube gehört auch der Stiel.

Jedes Läppchen umschließt also eine gewisse Anzahl von Acinis, die nicht durch Bindegewebsscheidewände getrennt sind. Der Acinus des Neugeborenen ist weniger reichlich verzweigt als der Acinus der späteren Kindheit und der des Erwachsenen. Vgl. S. 612.

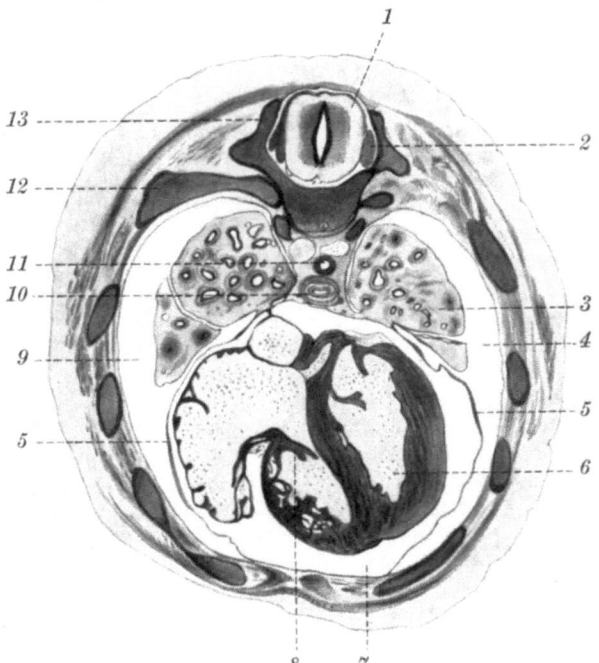

Abb. 370. Querschnitt eines 25 mm langen Keimlings durch Lungen und Herz. Die Lunge, im Wachstum hinter dem Herzen und dem Brustkorb zurück, füllt die weiten Pleurahöhlen kaum zur Hälfte aus. In der Lunge nimmt das embryonische Bindegewebe breite Räume ein. —
1 = Rückenmark, 2 = Spinalganglion, 3 = linke Lunge, 4 = linke Pleurahöhle, 5 = Herzbeutel, 6 = linke Herzkammer, 7 = Herzbeutelhöhle, 8 = Valvula tricuspidalis, 9 = rechte Pleurahöhle, 10 = Speiseröhre, 11 = Aorta, 12 = Rippe, 13 = Wirbelbogenfortsatz. 10 : 1.
Nach Broman.

Die Lungenläppchen haben an der Oberfläche im 5. Monat einen Durchmesser von 0,25 mm, im 6. 0,65—2,23 und bei der Geburtsreife 4,5—9,0 mm Durchmesser (Broman). Sie sind im übrigen ziemlich ungleich und ihre Wände stellen keine vollständige Scheidung her. Man vermißt selbst an der Oberfläche zuweilen Grenzen. Die Läppchen sind zwar beim Erwachsenen größer, nehmen aber außerdem an Anzahl erheblich zu. Sie vermehren sich also beträchtlich. Siehe S. 616 und Abb. 387.

Im Inneren des Läppchens sind die Alveolensäckchen durch eine größere Menge von Bindegewebe als beim Erwachsenen getrennt. Dies ist auch nur noch ein Rest der breiten Bindegewebsbrücken, welche die Lungensäckchen der fetalen Lunge voneinander trennen (Geltowsky, Engel) (Abb. 370).

Die Pleura Neugeborener zeichnet sich nach Gundobin nur durch die Zartheit des Gewebes aus. Es ist reich an Zellelementen und arm an elastischen und Bindegewebsfasern (Gundobin) und enthält glatte Muskelfasern (Baltisberger, Luisada). Vgl. S. 620.

c) Elastisches Gewebe, Makrophagen.

Die elastischen Fasern treten auch in der Lunge zuerst in der Wandung der Gefäße auf, darauf folgen die großen Bronchen, die mittelgroßen Bronchen, die Pleura, die kleinen Bronchen und die Alveolen (Bonheim, Linser, Teuffel). Zeitlich entsteht das elastische Gewebe in den Gefäßen in der 1. Hälfte des 3. Monats (Bonheim, 3. Monat), in den großen Bronchen in der 2. Hälfte des 3. Monats (Bonheim, 4. bis 5. Monat), in den mittelgroßen Bronchen im 6. Monat. In den Bronchuli und den Alveolen ist es schon im 6. Monat festzustellen, nach Bonheim im 7. Monat. In der Pleura ist es in starker Färbbarkeit schon vor den Bronchuli und Alveolen zu finden. Staemmler findet blaßblau gefärbte Fasern (Resorcinfuchsin) schon mit 5—6 Monaten in einzelnen Alveolen. Im übrigen Lungengewebe erscheinen feine elastische Fasern Mitte des 5. Fruchtmonats (Merkel).

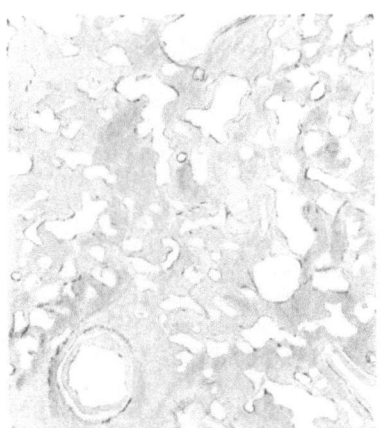

Abb. 371. Männliche Frühgeburt 40 cm. Wenige Stunden gelebt, spärliche elastische Fasern in der Lunge. Färbung nach Weigert. Nach Staemmler.

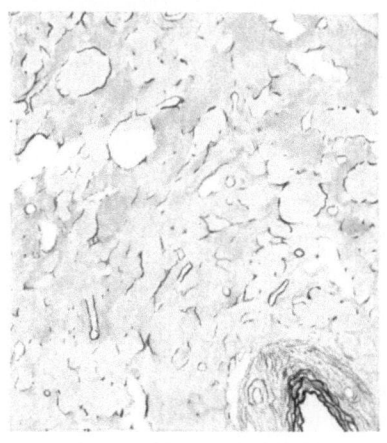

Abb. 372. Weibliche Totgeburt, 49 cm. Fruchtwasseraspiration. Reichliche elastische Fasern in der Lunge. Wie Abb. 371. (Staemmler.)

Mit 40 cm Länge, also mit 8 Monaten, setzt allmählich eine in gewissen Grenzen wechselnde Massenzunahme der elastischen Fasern ein. Totgeburten von 49 und 53 cm zeigen die Fasern in geschlossenen, leicht gewellten Bündeln und kräftig färbbar, wie bei Neugeborenen, die geatmet haben (Staemmler).

Am Ende des 10. Monats, also mit der Geburtsreife, ist die Entwicklung des elastischen Gewebes im wesentlichen abgeschlossen. Jedoch findet man nicht alle Alveolen schon ganz von Fasern umschlossen (Teuffel).

Köstlin fand 1849 die elastischen Fasern bei Totgeborenen noch unvollkommen entwickelt. Jedoch besaß man damals noch keine Färbemethoden.

Nach Linser bildet sich eigentliches elastisches Gewebe erst nach der Geburt. Vorher soll nur unvollkommen entwickeltes junges elastisches Gewebe vorhanden sein. Dagegen ist nach Lenzi schon vor der Geburt eigentliches elastisches Gewebe nachzuweisen.

Linser meint, daß das elastische Gewebe vor der Geburt nicht als vollwertig anzusehen sei. Nach Boehmer sollen die elastischen Fasern beim Neugeborenen nur färbbar nachzuweisen sein, wenn die Lungen geatmet hatten,

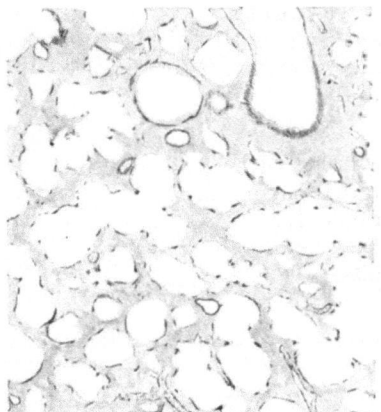

Abb. 373. Frühgeburt 45 cm. 3 Wochen gelebt. Reichliche elastische Fasern in der Lunge. Einfluß der Atmung nach der Geburt. Ist jetzt mit Abb. 372 etwa gleichen Gesamtalters. Dazu kommt der Einfluß der Atmung. Wie Abb. 371.

während er sie mit der gleichen Färbung in Totgeburten nicht mehr darstellen konnte. Nach Ottolenghi besteht der Unterschied nur darin, daß sich in Lungen, die geatmet haben, die elastischen Fasern nach Weigert besser färben als vorher. Nach Foerster sind sie gleichfalls in unentfalteten Lungen ebensogut nachzuweisen wie in entfalteten, nur liegen sie anders, nämlich „lockenartig verstreut im Gewebe". Bei Entfaltung der Alveolen durch Fruchtwasser verlaufen sie wellenförmig. In Alveolen mit Atmungsluft zeigen sie einen bogenförmigen oder kreisförmigen Verlauf um die Alveolen. Die Entwicklung der elastischen Fasern vor der Geburt wird im wesentlichen durch den gesetzmäßigen Entwicklungsgang, die gegebene ontogenetische Entwicklungsmechanik, also durch innere Ursachen bestimmt. Das zeigen 2 Beobachtungen von Staemmler. Ein 40 cm langer Knabe, der 3 Tage gelebt hatte, zeigte gegenüber einer 40 cm langen Totgeburt reichlichere Faserentwicklung, aber beträchtlich geringer als eine ausgetragene Totgeburt. Frühgeburten gleichen Stadiums, die nur einige Stunden gelebt hatten, wiesen gegenüber toten Früchten gleicher Länge keine Unterschiede auf. Ausgetragene Kinder, die einige Stunden gelebt hatten, zeigten keine kräftigere Faserentwicklung und Färbbarkeit als ausgetragene Totgeburten (Staemmler).

Endlich bleibt ein gewisser Einfluß der Atmung der Lunge auf die Ausbildung der elastischen Fasern, also eine funktionelle Anpassung, auf den Böhmer die Aufmerksamkeit gelenkt hatte, auch nach Staemmler bemerkbar. Knaben von 40 cm Länge, die 3 Tage gelebt hatten, zeigten relativ reichlichere Fasern als ebenso lange Totgeburten.

Von Elementen des interstitiellen Gewebes sind die alveolären Phagocyten zu nennen. Sie sind nach verschiedenen Forschern bindegewebige Makrophagen. Man kann sie mit ihren phagocytierten Bestandteilen unter dem Alveolarepithel finden, das selbst keine solchen Bestandteile aufgenommen hat (Tschistowitsch). Auch nach Josselyn und nach Lang sind die Alveolarphagocyten bindegewebiger Abkunft bzw. Histiocyten. Vgl. jedoch S. 577, 578. Angesaugte Bestandteile siehe S. 575.

Klinisches. Staemmler weist darauf hin, daß ein Ausbildungszustand der elastischen Fasern, der noch nicht zum Ausgleich der inspiratorischen Dehnung ausreicht, den Zustand von Lungenblähung beim Neugeborenen begünstigen muß.

d) Fett und Glykogen.

Der Fettgehalt der Lungen im fetalen Leben nimmt bis zur Geburt zu. Die Zunahme ist in den beiden letzten Monaten besonders ausgesprochen und erreicht ihren Höhepunkt mit 23% beim Neugeborenen, bzw. vor der Geburt. — Der Lipoidgehalt der Lunge ist in früherer Zeit (6. Monat) reicher als in den letzten Fetalmonaten, hat aber keine Beziehung zum Fettgehalt (Kanitz).

Tabelle 139. Fettgehalt der Lungen nach Kanitz.

Alter	Zahl der Fälle	Fett in % der Trockensubstanz	Grenzwerte	Lipoide korr. %	Grenzwerte
6 Monate	14	15,82	23,18—10,9	9,2	15,45—5,2
7 „	33	15,7	31,15— 7,9	7,61	10,05—3,9
8 „	25	14,2	41,7 — 5,97	6,92	10,03—3,92
9 „	7	18,45	26,35— 6,48	7,33	9,83—6,33
Ausgetragene Neugeborene . .	28	23,35	33,2 —16,45	7,00	8,35—3,93
Ältere Säuglinge	4	10,95	—	—	—

Die Fettsubstanzen werden (Huguenin, Quensel, Kanitz) von den Alveolarepithelien festgehalten und phagocytiert. Das Fett ist nicht in Form von Fetttröpfchen in der Lunge abgelagert, sondern in hochdisperser Form vorhanden.

Vielleicht ist es an Eiweißkörper adsorbiert. Färberisch ist daher wenig Fett in frischen Organen nachzuweisen. Es löst sich von seiner Bindung bei der Trocknung des Lungengewebes, das dann ,,von einer fettig-glasigen Haut überzogen" erscheint, die nun färbbar ist (vgl. auch S. 621).

Die Bedeutung des Lungenfettes könnte in einer Beeinflussung der Oberflächenspannung oder in Bakterienschutz gesucht werden, sofern es wirklich als feiner Überzug auf dem Lungenepithel lagert. Auch könnte es als Vorschuß von Nährmaterial dienen (Kanitz). — Über freie Myelinmassen siehe S. 622.

Da alle embryonischen Organe in ihrer Hauptbildungszeit reichlich Glykogen enthalten, um den Anforderungen ihres Aufbaues zu genügen, so ist es auch in der Lunge in den ersten Fruchtmonaten im Überfluß vorhanden, beginnt vom 6. Monat an abzunehmen und ist bei der Geburt in dem respiratorischen Parenchym nur spärlich nachzuweisen. (Nach Mangili 1931, wo übriges Schrifttum.) Die Verminderung beginnt zu der Zeit (6.—7. Monat), wo der Aufbau der besonderen, nach dem Fruchtleben notwendigen funktionellen Strukturen beginnt, wo in der Lunge z. B. das Alveolarepithel sich bildet. — Der Beginn der Organtätigkeit nach der Geburt verbraucht das Glykogen. Totgeburten von 6 und 7 Monaten enthalten (Livini, Mangili) reichliches Glykogen, bei lebenden Frühgeburten dieses Alters, die nach kürzerer Zeit sterben, ist das Glykogen dagegen fast verschwunden.

e) Glatte Muskelfasern.

Das interstitielle Gewebe der Lunge einschließlich der Pleura beherbergt auf allen Altersstufen in dem eigentlichen Bindegewebe als regelmäßigen Bestandteil auch glatte Muskelfasern, und die menschliche Lunge darf man zu den an glatter Muskulatur reichen Organen rechnen. Ob das Neugeborene (und der Säugling) auch im interstitiellen Bindegewebe mehr glatte Muskelfasern als die älteren Kinder besitzt, wie es Luisada für den Bronchalbaum angibt, ist nicht bekannt. Vgl. S. 620.

Nach Baudrimont (1929) sind die glatten Muskelfasern beim reifen Fetus (vor der Atmung) ohne Ordnung in der ganzen Wandung und in den interalveolären Wänden zerstreut. Nach Eintritt der Atmung und Entfaltung der Alveolen sollen sie allmählich an den freien Rand der Scheidewände gedrängt werden, wo sie die mehr oder weniger dicke Knospe (bourrelet) bilden. (Vgl. Abb. 390 und 391.)

Lungengefäße des Neugeborenen.

In den Lungenvenen, und zwar in ihrem extrapulmonalen Abschnitt, sind die Muskelfasern der atrialen Muskelfaserschicht [Herzmuskelschicht, vgl. Benninghoff 1930, dort[1]) und bei Amano Schrifttum] von elastischen Fasern umsponnen. Beim jungen Menschen sind diese Fasern dünn und schwach und die die einzelnen Muskelfasern umspinnenden kaum sicher zu verfolgen. Der beim senilen Menschen so kräftige Bau der Muskelsehnen ist daher beim jungen Individuum nicht festzustellen.

Beim Fetus (5 Monate) findet man in der subendothelischen Schicht keine längsverlaufenden glatten Muskelfasern. ,,Verlauf und Endigung der einzelnen Muskelfasern und ihrer Beziehung zu den elastischen Elementen sind undeutlich. Der Aufbau der Muskelsehnen hat noch nicht stattgefunden" (Amano).

Die Lungenarterien sind ,,schon so gut aufgebaut wie beim Erwachsenen", die elastischen Lamellen der Media stark und deutlich bis zu den mittelgroßen Arterien zu verfolgen. Die intrapulmonalen Lungenvenen sind dagegen beim Fetus so schwach gebaut wie andere Körpervenen. Im späteren Leben ist das

---

[1]) Handb. d. mikrosk. Anat. d. Menschen VI, 1 1930.

elastische Fasergerüst der intrapulmonalen Lungenvenen im Vergleich mit anderen Körpervenen stark entwickelt. Deshalb sind dann die kleinen Lungenarterien und Venen des peripheren Teils nicht leicht genau zu unterscheiden.

Das kindliche Alter vermittelt natürlich die histologischen Übergänge, doch liegt, abgesehen vom oben angeführten, hierfür noch keine Untersuchung vor.

Stand des konstruktiven Aufbaus der Neugeborenenlunge. (Abb. 374 und 375.)

Schon am Ausgang des Fruchtlebens ist nach neueren Untersuchungen die Funktionsmöglichkeit der Lunge konstruktiv gesichert. Die Grundzüge ihres konstruktiven Aufbaus sind für den Neugeborenen folgende. Sie gelten aber wahrscheinlich ebenso auch für den Erwachsenen. Demnach bilden die Bronchen

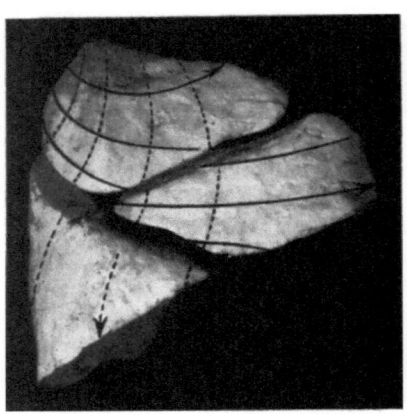

Abb. 374. Rechte Neugeborenenlunge. Trockenpräparat. Die Bindegewebssysteme der Pleura sind schematisch eingetragen. Nach Blechschmidt.

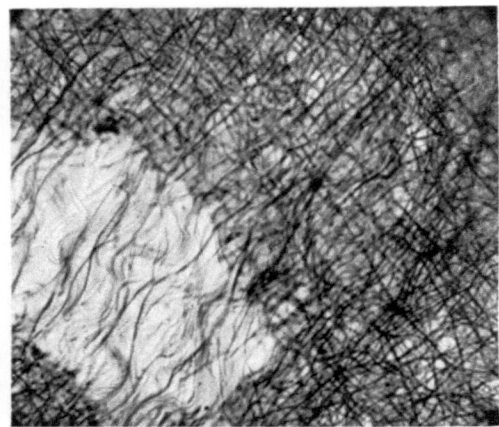

Abb. 375. Rechtwinklige Kreuzung der Pleurafasern auf einer Neugeborenenlunge. Unterlappen, Flachschnitt. Das elastische Netz der Oberfläche überdeckt die an einer Stelle noch freigelegte Kollagenfaserschicht. Etwa 28fach. Lichtbild. Nach Blechschmidt.

und die Bindegewebsfasern der Pleura zusammen ein einziges, durch nahezu rechtwinklige Verschneidungen gekennzeichnetes System (Blechschmidt), das so aussieht:

Die Bronchen bilden beim Neugeborenen vom Hilus aus divergierende Büschel, wobei sie je näher der Lungenoberfläche, um so steiler zu ihr stehen. Die feinsten Ästchen des Bronchialbaumes verlaufen senkrecht auf die Oberfläche des jeweiligen Acinus. Im Anschluß an die an der Oberfläche sichtbaren gröberen Septen bildet sich im Inneren der Lunge eine wabenartige Anordnung sehr feiner Septensysteme (Loeschcke).

Die Pleurafasern bilden rechtwinklige Maschen und verlaufen, je näher sie an die Kanten der Lunge bzw. an die Haftstelle des Ligamentum pulmonale herankommen, desto steiler gegen diese ,,Ränder" hin. An den vorderen und unteren Rändern kommen die obigen Verhältnisse in Form und Stellung der äußersten Läppchen (der sogen. ,,Randzähne" Blechschmidts) zum Ausdruck.

Das Ganze ergibt das Bild von Pleurafasern, die in Zugkurven liegen, und von ergänzenden Druckkurven des Systems, die von den Zweigen des Bronchialbaumes gestellt werden. Vervollständigt wird das System durch den Verlauf der Rippen und der Zwerchfellmuskelfasern (Abb. 375).

Anhang.
Gerichtsärztliches. Lungenprobe.

Die vollständige Darstellung der Verfahren zur Ermittlung, ob ein Kind geatmet hat oder nicht, ist Aufgabe der gerichtsärztlichen Schriften. Hier konnten nur einige Punkte ausgewählt werden.

Das Lungengewicht von Kindern, die geatmet haben, müßte eigentlich ein höheres anteiliges Gewicht am Körpergewicht haben als bei Totgeborenen. Es hat sich aber gezeigt, daß diesem Unterschied keine gerichtsärztliche Bedeutung zukommt. Der Unterschied wird bei Durchschnittszahlen durch die natürliche Variabilität der Organgewichte verdeckt (Scammon).

Die obigen neueren Ergebnisse machen es unmöglich, in gerichtsärztlichen Fällen die Entscheidung, ob ein Kind geatmet hat oder nicht, auf die mikroskopische Beschaffenheit des Epithels in den Alveolen zu gründen (Siracusa, Lambertini u. a.) (S. 577, 578). Dabei ist es für die praktische Verwertung ohne Belang, ob die neue Auskleidung nach der einen Auffassung aus veränderten entodermalen Epithelzellen besteht oder nach der anderen an deren Stelle Mesodermzellen oder -gebilde treten. Die Umwandlung beginnt nach beiden Auffassungen schon im 6. Monat und damit die Epithelveränderung. Auch eine teilweise Entfaltung der Alveole tritt schon ein. Das Fruchtwasser dringt infolge der schwachen Atembewegungen in die Lunge bis in die Alveolen vor. Die histologische Untersuchung des Alveolarepithels kann daher zwar die Lebensfähigkeit eines Kindes feststellen, nicht aber beweisen, daß es wirklich gelebt und geatmet hat. Auch schon durch Atmung eingedrungene Luft kann durch Aufsaugung wieder verschwinden (S. 571). Aber auch trotz Epithelabflachung und teilweiser Entfaltung schon vor der Geburt sind andere Unterscheidungsmöglichkeiten im histologischen Bilde gegeben.

Eine einfache Hämatoxylin-Eosinfärbung genügt freilich nicht zur Entscheidung (Weimann, Foerster, Böhmer u. a.), wohl aber die Färbung der elastischen Fasern mit Resorcinfuchsin oder einem anderen Farbstoff für elastische Fasern. Nach Fruchtwasseransaugung sind die Fasern ungespannt und zeigen einen wellenförmigen Verlauf. Nach Luftatmung befinden sie sich in gespanntem Zustande und sind bogen- oder kreisförmig. Eine weitere Angabe von Böhmer, wonach die volle Färbbarkeit der elastischen Fasern von dem Eintritt der Atmung abhänge, konnte dagegen weder durch Foerster noch durch Staemmler bestätigt werden.

Für die Anwendung der Färbung der elastischen Fasern in der gerichtsärztlichen Praxis ist es von Bedeutung, daß sich die Fasern auch noch in fauligen Lungen färben lassen (u. a. auch Guareschi, der nach der Methode Gallego-Boldrini färbt).

Das histologische Bild zeigt die Bronchen vor der Atmung mit zusammengefalteten Wänden. Bei Fruchtwasseransaugung werden die feinen Luftröhrenäste nur wenig geöffnet und können sich wieder schließen, und die Alveolen werden nur wenig entfaltet. Dagegen werden die Bronchen und Alveolen durch die Atmungsluft geöffnet bzw. gespannt erhalten. (Außer den obigen Nippe, Guareschi, Balthazar u. Lebrun.) Schließlich sei noch hingewiesen auf S. 569, 581. — Von angesaugten Bestandteilen färbt sich Schleim mit Hämatoxylin blau, die bräunlichgrünen Meconiumelemente bleiben ungefärbt, Vernixzellen färben sich mit Eosin rot. Strotzend gefüllte Blutgefäße sind unter Umständen zur Annahme des Erstickungstodes verwertbar (Nippe). — Wie ich auch an meinem Material feststellen kann, findet man in unzweifelhaften Totgeburten neben kaum entfaltetem Gewebe einzelne entfaltete Gruppen von Alveolensäckchen auf Schnitten.

III. Luftröhre (Trachea) und Luftröhrenäste (Bronchen) des Kindes.

Die Luftröhre am lebenden Kinde.

Die kindliche Luftröhre liegt leicht verschieblich im lockeren Bindegewebe vor der Wirbelsäule, aber um so weiter rechts von der Mittellinie, je jünger das Kind ist (Engel). Ihre Verschieblichkeit wird durch ihre leichtere Dehnbarkeit und höhere Biegsamkeit bei Kindern unterstützt. Nach Brünings kann man sich davon eine Vorstellung machen, wenn man beachtet, daß im Bronchoskop von der Einstellung des linken Oberlappenastes bis zur Einstellung des rechten Oberlappenbronchus die Luftröhrengabelung sich von einer bis zur anderen äußersten Stellung um 10 cm (Erwachs.) verschiebt. — Bei Betrachtung des Innenraumes der Luftröhre und ihrer beiden Äste im Leben kann man eine Erweiterung bei der Einatmung und eine Verengerung bei der Ausatmung feststellen. Bei forcierten Exspirationen kann man an kleinen Kindern die Lichtung der Luftröhre und der Hauptbronchen vollständig verschwinden sehen (Brünings).

Für das Wandbild der Luftröhre im Kehlkopfspiegel und im Bronchoskop ist die Knorpelringzeichnung auch beim Kinde kennzeichnend. Die Farbe der Innenwand der Luftröhre ist auch in diesem Lebensabschnitt von dem Durchblutungszustand der Schleimhaut abhängig und wechselt zwischen einem gelblichen Rosa und düsteren Blaurot (Brünings). Ferner dürfte auch bei Kindern die von C. Hart und E. Mayer für Leichen mitgeteilte Beobachtung gelten, daß auch die nicht krankhaft veränderte Schleimhaut der Luftröhre bei völlig normalem histologischem Befund über und über „mit bis stecknadelkopfgroßen, glasigen, leicht trüben, manchmal mehr weißlichen ... Auflagerungen" besät sein kann, die wahrscheinlich „unter dem Einfluß der Totenstarre" aus den Drüsen ausgepreßt sind.

Von praktischer Bedeutung sind ferner folgende von Brünings aus Messungen an Röntgenbildern und mikroskopischen Daten zusammengestellten Zahlen:

Tabelle 140.

	Mann cm	Frau cm	Kind cm	Säugling cm
Gesamtentfernung zwischen oberen Zähnen und Bifurkation	26	23	17	12
Gesamtentfernung zwischen oberen Zähnen und Unterlappenästen: Rechts	32	28	20	13,5
Links.	33	29	21	14

Form und Maße der kindlichen Luftröhre nebst Wachstum.

Gundobin verzeichnet folgende Angaben über die Form der Luftröhre nach Gedgowt: Bei Kindern überwiegt in den ersten 4 Lebensmonaten die trichterförmige Gestalt. In den folgenden Altersstufen stößt man am häufigsten auf die konische Form. Die Gestalt der Luftröhre überhaupt, das Kindesalter wohl eingeschlossen, ist nach Aeby konisch, nach Sappey zylindrisch und nach Henle spindelförmig (s. Gundobin). Die spindelförmige Luftröhre ist nach Röntgenaufnahmen an lebenden Kindern (Huizinga) ebenso wie beim Erwachsenen (nach Braune und Stahel) die Regel. Die engen Stellen liegen am oberen Ende, ein wenig unterhalb des unteren Ringknorpelrandes, wie man an Längsschnitten von Präparaten sehen kann, und unten oberhalb der Erweiterung, die durch die Gabelung bedingt ist. Die größte Weite liegt in der Mitte des Brustabschnittes. Allgemein ist der quere Durchmesser größer als der sagittale. (Siehe S. 587.)

Meine eigenen Säuglingspräparate bestätigen auf Grund von Umfangsbestimmungen die Spindelform der Luftröhre. Jedoch finde ich für diese Zeit (bis zu 4 Monaten) den größten Umfang etwas höher, oberhalb der Mitte der ganzen Luftröhre. (Je vier Messungen in verschiedener Höhe, 4 Kinder.)

Die Anzahl der Knorpelringe schwankt von 16—20, bleibt sich aber bis zum Erwachsenen gleich. Das Verhältnis der Größe der Knorpelringe zu den Zwischenknorpelbändern (Lig. interanularia, bei Gundobin Membranen) ändert sich im Kindesalter nicht (Gundobin). Nach der Reife beruht das Wachstum der Luftröhre hauptsächlich auf der Höhenzunahme der Zwischenknorpelbänder (Scammon).

Die Luftröhre erreicht mit 14—16 Jahren etwa das Doppelte ihrer Länge beim Neugeborenen. Beim Erwachsenen ist sie 3mal so lang als bei der Geburt. Ihr Wachstum ist nach Gundobin (von 32 auf 44 mm) am stärksten in den ersten 6 Lebensmonaten. Aus den Sammelzahlen von Scammon ist das nicht zu erkennen. Dann ist nach den Zahlen von Gundobin und Scammon ein verhältnismäßig geringeres Wachstum bis zu etwa 10 Jahren anzunehmen. Sodann beschleunigt es sich wieder zwischen dem 14. und 16. Jahre, wie oben angegeben (Gundobin). Da das obere Ende der Luftröhre im Laufe des Lebens mehr abwärts steigt als das untere, so wird die Luftröhre während des Körperwachstums verhältnismäßig kürzer (Symington). Anders jedoch Mehnert S. 593.

Für den Umfang hebt schon Passavant die rasche Zunahme mit der Reife hervor. — Die lichten Durchmesser (Scammon, Engel) ergeben einen raschen Anstieg, teilweise eine Verdoppelung der Maße in den ersten 4 Jahren, eine verhältnismäßige Wachstumsverlangsamung bis etwa zum 10. Jahre und den Reifeanstieg gegen den Ausgang der Kindheit. Die Wachstumsverlangsamung und den Wiederanstieg mit dem Beginn der Reife bestätigen für quere Röntgendurchmesser auch Huizingas Zahlen (s. Tabelle 144). Eine Vorstellung der Länge und der wichtigsten Durchmesser im mittleren Drittel der Luftröhre gibt die folgende Übersicht nach Scammon.

Tabelle 141. Länge der Luftröhre beim Kinde und Ausmaße im mittleren Drittel. [Nach Engel, Gedgowt, Koike, Mettenheimer[1]), Oppikofer, Passavant und Scammon aus Abt, I.] (Teils von Ausgüssen, teils vom Querschnitt abgenommen.)

Alter	Durchschnittliche Länge der Luftröhre		Durchmesser der Lichtung in mm der Luftröhre		
	Anzahl der Fälle	cm	Anzahl der Fälle	sagittal	frontal
0—1 Monat	20	4,0	11	3,6	5,0
1—3 Monate	30	3,8	35	4,6	6,1
3—6 ,,	35	4,2	37	5,0	5,8
6—12 ,,	23	4,3	25	5,6	6,2
1—2 Jahre	17	4,5	18	6,5	7,6
2—3 ,,	19	5,0	22	7,0	8,8
3—4 ,,	12	5,3	12	8,3	9,4
4—6 ,,	22	5,4	25	8,0	9,2
6—8 ,,	14	5,7	16	9,2	10,0
8—10 ,,	14	6,3	16	9,0	10,1
10—12 ,,	8	6,3	10	9,8	11,3
12—14 ,,	5	6,4	6	10,3	11,1
14—16 ,,	9	7,2	10	12,7	14,0
Erwachsener.	—	12 (9—15)	—	17,2 (13—23)	14,7 (12—18)

Am Zugang vom Kehlkopf her liegt vorn eine Stufe, hinten ein Wulst, seitlich keins von beiden, daher von Anfang an der kleinere sagittale Durchmesser der Luftröhre.

---

[1]) Schwalbe: Morphol. Arbeiten 3. Bd. Auch med. diss. Straßburg.

Die Längenmaße von Gedgowt-Gundobin sind z. T. sehr niedrig. Neugeborene 3,2 cm, 6monatige Säuglinge 4,4, 2jähriges Kind 5,0, 10jähriges Kind 6,3, 15jähriges Kind 7,45 und Erwachsener 9,1 cm. — Meine eigenen Präparate ergeben (je 1 Kind) für den Säugling: 1 Mon. Kn. 4,1 cm; 5 Wochen Kn. 3,8 cm; 8 Wochen M. 4,2 cm. Ergebnis für 1—2 Mon. 4,03. Die Zahl paßt besser in die Reihe als 3,8 für 1—3 Mon. Bei einem sehr kleinen Mädchen von 4 Mon. fand ich 3,9 cm.

Durchschnittliche lichte Durchmesser der Luftröhre hat Sanné für 16 Monate bis 20 Jahre angegeben (aus Passavant). Man findet ferner bei Weinberg (1877) sagittale und quere lichte Durchmesser am oberen Ende (unterer Rand des Ringknorpels) der Luftröhre an 20 Kinderleichen von 4 Monaten bis 15 Jahren und an 11 Leichen Erwachsener von 20—35 Jahren. Auffällig ist hier das Fehlen einer Zunahme der Durchmesser von 4 Monaten bis $2^{1}/_{2}$ Jahren, was sich an 8 von mir gemessenen Kindern und auf der Übersicht von Scammon sowie bei Engel 1913 sehr deutlich zeigt. Quere Außenmaße der Luftröhre an oberen und unteren Ringen gibt Passavant. Sie belegen die nach unten zunehmende Breite.

Tabelle 142.

Alter	Obere Ringe: äußerer querer Durchmesser		Untere Ringe: äußerer querer Durchmesser	
	Anzahl	mm	Anzahl	mm
48 Tage	1	7	7	8,5
8 Wochen	1	8	7	9
9 Monate	4	10	9	11
$1^{1}/_{2}$ Jahre	5	10	8	11
2 ,,	7	10,5	11	11,5
$2^{1}/_{2}$,,	5	8,5	8	10
—[1]) ,,	5	11	8	12
$4^{1}/_{2}$,,	—	—	7	14

Die Zunahme der frontalen und sagittalen Durchmesser der Luftröhre nach unten findet man für Erwachsene auch durch Aeby belegt (auch mitgeteilt bei Fr. Merkel). Natürlich gilt das nur bis zur Gegend der größten Weite. Die größte Weite und untere Enge schränken den Satz ein.

Es folgt eine Übersicht über den Umfang der Luftröhre. Die Zahlen für die Luftröhrenäste siehe Tabelle 150a. Die Zahlen für den Säugling (4 Kinder) und die 5—10jährigen (3 Kinder) sind von mir (W.).

Tabelle 143. Durchschnittlicher Umfang der Luftröhre nach Gedgowt-Gundobin.
(Im Original sind Zentimeter angenommen.)

Alter	Oberer Abschnitt mm	Mittlerer Abschnitt mm	Unterer Abschnitt mm
Neugeborener	16,7	16,5	16,2
Säugling 1—4 Monate (W.)	22,6	24,4	23,1
2jähriger	26,9	27,7	28,0
5—10jährige (W.)	32,3	—	—
15jähriger	46,7	47,7	48,5

Am lebenden Kinde bronchoskopisch abgenommene Maße ergeben nach Brünings folgende Durchschnittswerte für die lichte Weite, denen ich gleich die Werte für die Bronchen anschließe.

---

[1]) Hier im Original Strich, also Alter wohl nicht genau bestimmbar.

	Luftröhre mm	Rechter Ast mm	Linker Ast mm	Rechter Stammbronchus mm
Säugling	6— 7	5— 6	4— 5	4— 5
10jähriges Kind . .	8—11	7— 9	6— 8	5— 7
Frau	13—18	10—15	9—13	8—11
Mann	15—22	12—16	10—14	9—12

Besonders wichtig sind die im orthoskopischen Röntgenbilde bei 2 m Abstand erhaltenen Werte für den queren (frontalen) lichten Durchmesser der Luftröhre, zu denen in der folgenden Übersicht gleich die Werte für die beiden Luftröhrenäste (Bronchen) gesetzt sind.

Tabelle 144. Quere (frontale) lichte Durchmesser der Luftröhre (Trachea) und ihrer beiden Äste (Bronchus dexter und sinister) im Röntgenbilde (Huizinga).

Alter in Jahren	Anzahl der Personen		Luftröhre in mm an der Verengerung dicht über der Gabelung (Bifurkation)	Rechter Luftröhrenast (Bronchus d.) (an seiner Verengerung)	Linker Luftröhrenast (Bronchus sin.) (nach Aufhören der anfänglichen Abnahme)
	Mädchen	Knaben			
2	3	7	9,0 (9,7— 8,4)	7,8 (8,6— 6,8)	6,5 (7,4— 5,5)
3, 4	3	5	10,3 (11,4— 8,5)	8,6 (11,2— 7,0)	7,1 (8,2— 6,0)
5, 6	4	6	10,5 (11,8— 9,5)	9,2 (11,2— 8,0)	7,8 (10,0— 7,0)
7, 8	6	3	10,9 (12,9— 9,6)	9,7 (11,2— 9,0)	8,5 (9,6— 7,3)
9, 10 . . .	4	5	12,5 (13,2—11,3)	11,5 (13,7— 9,2)	9,7 (10,6— 9,1)
11, 12 . . .	5	3	12,9 (14,8—11,0)	11,9 (14,0—10,3)	10,0 (11,1— 9,2)
13, 14 . . .	5	3	13,6 (14,8—12,2)	12,6 (13,7—11,3)	10,5 (11,7— 9,8)
15, 16, 17. .	7	4	15,4 (17,0—14,2)	13,4 (15,3—11,7)	11,6 (12,8—10,5)
Erw. Weib .	6	—	15,5 (16,5—14,8)	13,8 (14,7—13,2)	12,4 (13,5—11,5)
Erw. Mann .	—	6	16,7 (18,2—15,5)	14,6 (16,5—13,0)	13,1 (13,8—12,0)

Die Messungen der Weite im Röntgenbilde, also am Lebenden, ergaben nach den Klinikern höhere Werte als an der Leiche (Brünings, Huizinga). Der Leichenzustand stimmt mit dem der lebenden Wand nicht überein. Bevor man in der Lage sein wird, hierfür „Leichenfaktoren" einzelner Organe aufzustellen, ist zur Erklärung folgendes zu beachten. Kinder zeigen im Röntgenbilde im Gegensatz zu Erwachsenen starke respiratorische Lichtungsänderungen (Brünings). Man kann bei der Einatmung eine Erweiterung des Luftröhrendurchmessers und des ihrer Äste um bisweilen mehr als 1 mm beobachten. Bei der Ausatmung sieht man an jüngeren Kindern eine Verengerung (Huizinga). Die Aufnahmen zu der obigen Übersicht sind in Einatmung vorgenommen. — Wie schwierig die Verhältnisse zu beurteilen sind, zeigen die Zahlen für die Weite der Luftröhre nach Engel (1913 Tabelle 1). Es sind anatomische Messungen, in diesem Falle an Metallausgüssen abgenommen. Sie zeigen, was beachtenswert ist, auf mehreren Altersstufen Übereinstimmung mit den Röntgenwerten. Allerdings sind Messungen an Metallausgüssen nur mit Vorsicht zu verwerten (Loeschcke).

Nach Huizinga gibt das zweite Glied des kleinen Fingers einen Maßstab für die Lichtung der Luftröhre ab. Im übrigen pflegen größere Kinder eine weitere Luftröhre zu haben. Daher kann ein jüngeres großes Kind hierin einem älteren, aber kleineren überlegen sein. Aber nicht immer haben größere Kinder eine weitere Luftröhre. Auch gleichzeitiger größerer Brustumfang kann mit einer weniger weiten Luftröhre verbunden sein. Von 2 Kindern mit ungleich weiter Luftröhre kann außerdem das mit der engeren Luftröhre 2 weitere Luftröhrenäste als das andere haben. Besonders günstige Verhältnisse an Luftröhre und Luftröhrenästen können bei Sportleistungen ausschlaggebend sein (Huizinga).

Den Umfang der Lichtung der Luftröhre mit geeichten eingeführten Bougies oder Zylindern hat Bayeux bestimmt am unteren Umfang des Ringknorpels und entsprechend etwa den oberen 6 Trachealringen.

Tabelle 145. **Lichter Umfang am unteren Ende des Ringknorpels und an der obersten Strecke der Luftröhre an Kindern nach Bayeux.**

Alter	Lichtungsumfang		Alter	Lichtungsumfang	
	am Ringknorpel (cricoïd)	1.—6. Trachealring (trachée)		am Ringknorpel (cricoïd)	1.—6. Trachealring (trachée)
4 Monate . .	20	22	2½ Jahre .	24	30
4 ,, . .	20	25	3 ,, .	23	27
4 ,, . .	20	22	3½ ,, .	25	30
6 ,, . .	20	24	3 ,, .	25	30
7 ,, . .	22	25	4 ,, .	26	33
8 ,, . .	21	24	4 ,, .	26	30
10 ,, . .	22	26	5 ,, .	26	33
10 ,, . .	22	26	7½ ,, .	28	33
13 ,, . .	22	26	9 ,, .	30	39
15 ,, . .	21	25	9½ ,, .	30	42
17 ,, . .	22	25	10 ,, .	30	39
19 ,, . .	23	25	11 ,, .	30	42
23 ,, . .	23	28	14 ,, .	36	42
2 Jahre . .	24	30			

Die anteilige Breite der häutigen Wand am Umfang der Luftröhre ist beim Säugling niedriger als später. Meine Präparate ergeben (5 Kinder und 2 Erwachsene):

mit 1½ Tagen 6 Wochen 5½ Jahren 6 Jahren 10 Jahren bei 2 Erwachsenen
je $1/10$ $1/7$ $1/5$ $1/4$—$1/5$ $1/5$ $1/4$—$1/5$ des Umfangs.

Das Verhältnis bleibt vom 5.—10. Jahre und bis zum Erwachsenen sich gleich, vielleicht schon vom ersten Jahre ab. Gundobin gibt an, daß die häutige Wand im frühen Säuglingsalter etwas breiter sei als beim Erwachsenen und bei diesem etwa ein Drittel des Umfangs betrage. Vielleicht liegt ein Mißverständnis vor. Meine Maße liegen zwischen den Knorpelenden, und der ganze Umfang geht durch die gebogene Mittellinie des Knorpelringes nebst der häutigen Wand. Die Wandbreite an der Innenfläche auf der Schleimhaut gemessen gibt etwas andere, aber nicht wesentlich veränderte Werte. Die anteilige Breite an der Schleimhautseite zeigt sich bis zu 6 Wochen etwas höher, später etwas geringer als das Maß zwischen den Knorpelenden. Die gemessene Breite der hinteren Wand steigt vom Neugeborenen bis zum Kinde natürlich bedeutend an. Sie beträgt 2—3 mm in den ersten Wochen, etwa 6 mm mit 5½ Jahren, etwa 7 mm mit 6—10 Jahren und etwa 12—16 mm beim Erwachsenen. Siehe auch S. 568.

Beziehungen der Luftröhrenweite zur Lunge, zur Körperlänge, zum Körpergewicht und zur Körperoberfläche.

Mit dem Altersanstieg des Durchmessers der kindlichen Luftröhre steigt zugleich die Lungenbreite und die Lungenhöhe an. Das Verhältnis ist nicht ganz konstant, aber einigermaßen (s. Tabelle 146). Die Breite wurde als Verbindung der beiden untersten Punkte des seitlichen Lungenrandes bestimmt, die Höhe (= Länge) als Senkrechte von der Lungenspitze auf die Breite als Horizontale (Huizinga).

Tabelle 146.
Lungenbreiten- und Lungenhöhenindex der Luftröhre nach Huizinga.

Alter	Querer Durchmesser der Luftröhre in mm	Lungenbreite in mm	Lungenhöhe in mm	Luftröhren-Lungenbreitenindex	Luftröhren-Lungenhöhenindex
2	9,0	162	135	18,0 (13,9—20,7)	15,0 (10,3—17,0)
3, 4	10,3	181	162	17,6 (16,1—20,6)	15,7 (13,7—17,9)
5, 6	10,5	186	179	17,7 (16,5—18,5)	17,0 (14,1—18,6)
7, 8	10,0	200	187	18,4 (15,0—19,5)	17,2 (14,9—19,4)
9, 10	12,5	215	215	17,1 (16,0—18,3)	17,2 (15,6—19,0)
11, 12	12,9	220	218	17,0 (14,6—19,8)	16,9 (15,2—18,9)
13, 14	13,6	234	236	17,2 (14,4—19,7)	17,4 (15,4—18,1)
15, 16, 17 . . .	15,4	252	259	16,4 (14,3—18,9)	16,5 (15,4—19,3)
Erw.	15,5	251	263	16,2 (15,3—18,0)	16,8 (15,5—19,1)
Erw.	16,7	281	293	16,8 (13,7—19,4)	17,6 (14,5—19,4)

Der Brustumfang steht in einem ziemlich konstantem Verhältnis zur Luftröhre (Gundobin, Huizinga, Helmreich). Nach Huizinga beträgt der Luftröhrendurchmesser $1/50$ des Thoraxumfanges, bei kleineren Kindern weniger. Nach Gundobin ist das Verhältnis von Brustumfang und Luftröhrenweite auf allen Altersstufen = 1 : 0,061—0,062.

Die folgende Übersicht erläutert die Beziehungen der Lichtung der Luftröhre zu Körperlänge, Körpergewicht und Körperoberfläche. Die Länge bleibt hinter der Weitenzunahme der Luftröhrenlichtung zurück, das Gewicht eilt ihr voraus. Dagegen besteht ein ziemlich konstantes Verhältnis zwischen der Lichtung und der Körperoberfläche. Das letzte ist verständlich, wie Huizinga ausführt, da der Stoffwechsel mit der Oberfläche zunimmt und die Luftröhre das Zufuhrrohr für die zum Stoffwechsel erforderliche Luft ist. Das Gewicht dagegen wird durch Gebilde bestimmt, die sich sehr verschieden am laufenden Stoffwechsel beteiligen. Z. B. erhöht der Knochen das Gewicht beträchtlich, während sein Stoffwechsel sehr zurücktritt. Das gegensätzliche Verhalten von Gewicht und Länge endlich versteht man ebenfalls, da ja das Gewicht noch fortschreitet, wenn die Länge nicht mehr zunimmt:

Tabelle 147. Verhältnis von Luftröhrenweite (Lichtung) zu Länge, Gewicht und Körperoberfläche (nach Huizinga).

Alter in Jahre und (Anzahl der Fälle)	(Durchmesser der Luftröhre) und Lichtungsquerschnitt der Luftröhre		Körperlänge cm	Körpergewicht cm	Körperoberfläche qm	Koeffizient	
	mm	qmm				Körpergewicht g / Lichtung d. Luftröhre qmm	Körperoberfläche qcm / Lichtung d. Luftröhre qmm
2 (9)	(9,0)	63,7	87,5	13,5	0,56	21,5	87,9
3— 4 (5)	(10,1)	80,0	104,5	15,5	0,68	19,4	85
5— 8 (9)	(10,7)	91,0	118	20	0,81	22	89
9—11 (10)	(12,7)	126,6	141,5	32,5	1,13	25,7	90
12—14 (7)	(13,8)	147,5	152	39	1,3	26,5	81,4
15—17 (6)	(15,7)	193,5	166	55,5	1,62	28,4	83,7
Erw. (6)	(16,7)	218,3	173	65	1,79	29,8	82

Die Lage und der Altersabstieg (Descensus) der Luftröhrengabelung an der Leiche und im Röntgenbilde.

In der folgenden Übersicht habe ich sämtliche Röntgenwerte und Leichenwerte der Luftröhrengabelung (Bifurcatio tracheae) zusammengestellt, um eine Vergleichsmöglichkeit der auf beiden Wegen gewonnenen Ergebnisse vorzubereiten. Um diesem Gesichtspunkt zu dienen, mußte ich die auch schon in andern Teilen des Werkes berücksichtigten Zahlen nochmals zusammenfassen.

Tabelle 148. Höhenlage der Luftröhrenteilung nach Mehnert[1]) (M.) und Engel [E. R.[1]) Übersicht 1913 S. 247]. Zahl in () = Anzahl der Fälle.

Schrifttum	Altersangaben		Höhenlage
M. (1) Mehnert	5. Fr.-Mon.	(22,1 cm Kplg.).	Mitte II. Bw.
M. (3) Mehnert	3. ,,	(80 mm Kplg.) Jüngere	
Mehnert	6. ,,	(312 mm Kplg.) u. ältere Früchte	Zwischen II. u. III. Bw.
Mehnert	8. ,,	(377 mm Kplg.	
M. (7) Merkel	3. ,,	(53 mm Sch.St.Lg.).	
Merkel	4. ,,	(89 mm Sch.St.Lg.).	
Merkel	4. ,,	(140 mm Sch.St.Lg.)	
Mehnert	4. ,,	(20,9 cm Kplg.)	Mitte III. Bw.
Mehnert	5. ,,	(24,2 cm Kplg.)	
Mehnert	6. ,,	(29,8 cm Kplg.)	
Mehnert	6. ,,	(30,7 cm Kplg.)	
M. (6) Merkel	3. ,,	(73 mm Sch.St.Lg.)	
Merkel	5. ,,	(17 cm Sch.St.Lg.)	
Mehnert	7. ,,	(32,6 cm Kplg.)	Zw. III. u. IV. Bw.
Mehnert	8. ,,	(38,5 cm Kplg.)	
Mehnert	9. ,,	(31 cm Sch.St.Lg.)	
Merkel	10. ,,	(36,5 cm Sch.St.Lg.)	
M. (6) Mehnert, Ribemont, Mettenheimer	Neugeborener		III. Bw.
M. (2) Ribemont	,,		Zw. III. u. IV. Bw.
M. (5) Rüdinger, Hoefer, Mettenheimer, Ribemont, Fleischmann	,,		IV. Bw.
E. R. (9)	1.— 3. Mon.		
E. R. (11)	4.— 6. ,,		u. R. III.
E. R. (9)	7.— 9. ,,		→ u. R. IV. Bw.
E. R. (15)	10.—12. ,,		
E. R. (23)	2 Jahre		
E. R. (10)	3 ,,		
E. R. (9)	4 ,,		M. IV. → u. R. V. Bw.
E. R. (13)	5 ,,		
M. Sym. w.	5—6 ,,		Z.W.Sch. IV. u. V.Bw.
M. Sym. m.	6 ,,		
E. R. (10)	6 ,,		M. IV. → u. R. V. Bw.
E. R. (4)	7 ,,		u. R. IV. → M. V. Bw
E. R. (9)	8 ,,		o. R. IV. → M. VI. Bw.
E. R. (7)	9 ,,		o. R. V. → M. VI. Bw.
E. R. (5)	10 ,,		M. IV → zw. V u. VI.Bw.
E. R. (7)	11 ,,		V. Bw.
E. R. (10)	12 ,,		M. V. → M. VI. Bw. (auch u. R. VII. Bw.)
E. R. (4)	13 ,,		M. V. → M. VI. Bw.
M. (1) Sym. w.	13 ,,		M. IV. Bw.
M. (1) m. Luschka	18 ,,		M. IV. Bw.
M. (1) m. Hermann u. Ruedel	18 ,,		V. Bw.
M. (5) Ruedinger. Braune, Mehnert	Erwachsene von 21—30 J. m. u. w.		u. R. IV. → o. R. V. Bw.
M. (2) Mehnert	Erwachsene, 35 u. 52 J.		u. R. V. (52 J.!) → zw. V. u. VI. Bw. (35 J.!)
M. (3) Mehnert	Alte Leute, 56, 60, 72 J.		o. Drittel VI. → o. Drittel VII. Bw.

---

[1]) Die Mehnertschen und auch die Engelschen Werte habe ich in Gruppen auseinandergenommen oder etwas anders eingeteilt. — Die Nachweise der einzelnen Fälle siehe bei Mehnert zu Tabelle 8, 9, 10 u. 11. E. R. = Engel Röntgenbestimmung, u. R. = unterer Rand, o. R. = oberer Rand, M. = Mitte, Bw. = Brustwirbel, Z.W.Sch. = Zwischenwirbelscheibe, Sym. = Symington, w. = weiblich, m. = männlich. Die Angaben nach Engels Ergebnissen im Röntgenbild E. R. sind seiner Mitteilung vom Jahre 1931 entnommen, nur

Die Lage und der Altersabstieg (Descensus) der Luftröhrengabelung.

In der Zeit des frühen Fruchtlebens vom 3. bis 5. Monat reicht die Gabelung vom 3. bis Mitte des 2. Brustwirbels aufwärts. Die Stellung entspricht dem Hineinragen des Kehlkopfes in den Nasenrachenraum und der Lage des Kehldeckels hinter dem Gaumensegel. (Symington, Gegenbaur, Howes nach Broman.)

Schon in der 2. Hälfte des Fruchtlebens hat eine nicht unbeträchtliche Abwärtsverschiebung eingesetzt. Die Gabelung entspricht jetzt ungefähr der Höhe des 3. und 4. Brustwirbels. Über einen tiefsten Stand zwischen 3. und 4. Brustwirbel geht sie vor der Geburt nicht hinab.

Den Stand beim Neugeborenen kennzeichnet der 3. Brustwirbel, die Zwischenscheibe zwischen 3. und 4. und der 4. Brustwirbel. Obere Werte zwischen dem 2. und 3. Brustwirbel finden sich hier nicht mehr, während sie noch im 8. Fruchtmonat vorkommen.

In dem 1. Lebensvierteljahr befinden wir uns mit der Gabelung zwischen unterem Rand des 3. und unterem Rand des 4. Brustwirbels.

Weiterhin können die Kinder im 1. und 2. Jahre noch bis zum unteren Rand des 3. Wirbels hinaufreichen, weiter aber nicht. Abwärts gehen sie bis zum unteren Rand des 4.

Vom 3. bis 13., vielleicht bis zum 18. Jahre reicht die Gabelung nicht über die Mitte des 6. Wirbels abwärts und nach oben nicht über die Mitte des 4. Wirbels hinauf.

Die Höhenspanne für die gesamte Kindheit von der Geburt ab reicht daher vom unteren Rand des 3. Brustwirbels (Röntgenstrahlen und Präparation übereinstimmend) bis zum 5. Brustwirbel (anatomische Präparation) oder bis Mitte des 6. Brustwirbels (Röntgenstrahlen).

Die Röntgenwerte liegen für das Alter von 5—13 Jahren um $1/2$ bis 1 Wirbel höher als die Mehnertschen Leichenwerte. Den Grund dafür sieht Engel in Schrumpfungsprozessen, die das Heraufrücken der Trachea im Präparat bewirken sollen. Betrachtet man jedoch die Röntgenwerte im Zusammenhang mit den im Alter voraufgehenden Leichenwerten für die Neugeborenen, so gehen die Neugeborenenwerte bis zum 3. Brustwirbel hinauf, die für 1—3 Monate beim Lebenden nur bis zum unteren Rand des 3., ebenso gehen sie an den Leichen bis zum 4. Wirbel herab, am Lebenden von 1—3 Monaten bis zum unteren Rand des 4. Entsprechendes Übergreifen des Höhenstandes findet sich z. B. auch innerhalb der anatomischen Werte zwischen Neugeborenen und Früchten verschiedener Monate, sowie zwischen Neugeborenen und älteren Kindern.

Sämtliche Leichenwerte vom 5. oder 6. bis zum 18. Jahr reichen von Mitte des 4. bis zum 5. Bw. (wohl auch bis zu seiner Mitte). Damit decken sich die Röntgenwerte von 5 bis 8 Jahren noch ganz oder teilweise (sogar o. R. 4. Bw. mit 8 J.), erst vom 9. bis zum 13. Jahre liegen sie zwischen oberem Rand des 5. und Mitte des 6. Brustwirbels. Nimmt man noch hinzu, daß die Anzahl der Kinderleichen sehr gering ist und daß Engel zwei Werte für das 10j. Kind fortläßt, die mit der Lage in Höhe des 4. Brustwirbels in die Mehnertsche Reihe ausgezeichnet hineinpassen würden, aber wegen der „auch sonst abnormen Bilder ... zu sehr aus dem Rahmen des Typischen" herauszufallen scheinen, so darf man sagen: Die Kinder bis zu 18 Jahren (bzw. 13 Jahren) schließen sich an die Leichenwerte der Neugeborenen zwanglos an. Dabei harmonieren Leichen- und Röntgenwerte bis zu 8 Jahren, später gehen letztere tiefer.

Weniger gut fügen sich an die kindlichen Röntgenwerte die Präparationswerte für die 13—18jährigen an. Sie stehen etwa um 1 Wirbel höher als die Röntgenwerte für 12—13jährige. Werte für Erwachsene fehlen bei Engel. Die Präparationswerte für alte Leute lassen sich gerade noch an die 12- und 13jährigen Röntgenwerte anschließen. Die Erwachsenenwerte befinden sich mit dem höchsten Stande, unt. Rand 4. Bw., noch innerhalb der 18jährigen. Die übrigen Erwachsenenwerte schließen sich an diese zwar gut an, stehen aber mitten in den Röntgenwerten für 12—13jährige. Das ist nicht recht verständlich, wenn nicht die geringe Anzahl der präparatorischen Kinderwerte und das Fehlen von Kinder-Röntgenwerten für die Zeit vom 14. einschließlich bis zum 18. Jahre beachtet werden. Nach Mehnert verläuft die Kurve für den Altersabstieg des Ringknorpels „im allgemeinen annähernd parallel jener Kurve für die Bifurkation". Der Altersdescensus umfaßt daher trotz individuellen Schwankens der Länge der Luftröhre diese „in allen ihren einzelnen Abschnitten". Vgl. dazu oben S. 587: Symington.

Am lebenden Kinde sinkt die Luftröhrengabelung (Bifurkation) bei der Einatmung, und die beiden Äste spreizen sich stärker (Brünings, Weingärtner, Huizinga). Nach der älteren Anatomie (z. B. Merkel 1902) galt nur das obere Ende der Luftröhre für verschieblich, das untere für feststehend. Vgl. auch S. 586.

---

der Höhenstand für das 10. Jahr entstammt der Originalabhandlung vom Jahre 1931. Dort finden sich für die übrigen Jahre einzelne extreme Variationen, die in den Zahlen von 1931 nicht berücksichtigt sind. Die Anzahl der Fälle enthält alle Variationen.

594   G. Wetzel: Die Luftröhre und die Lungen des Kindes.

Die beiden Luftröhrenäste (Bronchen), Verlauf und Spreizungswinkel.

Von den beiden Bronchen verläuft beim Neugeborenen wie beim Erwachsenen der rechte bei kleinerem Neigungswinkel gegen die Mittellinie steiler, der linke bei größerem Neigungswinkel weniger steil. Nach Messungen von

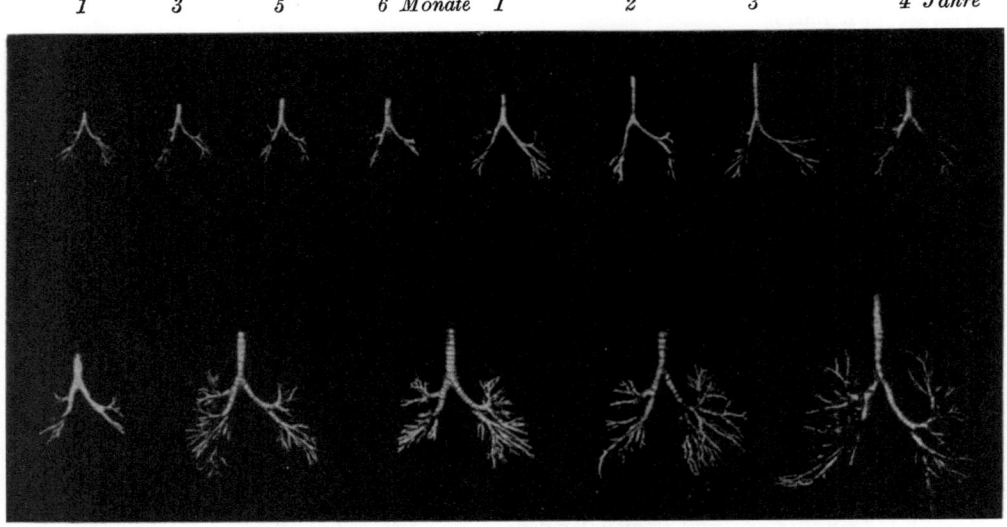

Abb. 376. Größe und Gestalt des Bronchialbaumes nach Metallausgüssen vom jungen Säugling bis zum 13jährigen Kinde und beim Erwachsenen. Nach Engel.

Kobler und von Hovorka berechne ich einen mittleren Winkel von 26° rechts und von 49° links. Dem stehen beim Erwachsenen nach Aeby 24,8 rechts und 45,6 links gegenüber. Die Neigungswinkel nehmen also beiderseits ab, und es

Tabelle 148a. Neigungswinkel des rechten und linken Luftröhrenastes (Bronchus dexter und sinister) und Spreizung beider Äste.

		Neigungswinkel zur Medianebene für den				Spreizung = Divergenzwinkel beider Bronchen	
		rechten Bronchus		linken Bronchus			
		Mittelwert	Höchst- u. Mindestwert	Mittelwert	Höchst- u. Mindestwert	Mittelwert	Höchst- u. Mindestwert
Neugeborener	Kobler und v. Hovorka, 16 Fälle	26	10 u. 35	49	30 u. 65	74,4	40 u. 100
	Aeby, 1 Neugeb.	9	—	24	—	33	—
	„ 1 „	15	—	46	—	61	—
Erwachsene	Aeby, 12 Fälle	24,8	16 u. 40	45,6	28 u. 59,5	70,4	56 u. 90
	Kobler und v. Hovorka, 1 männlich, 1 weiblich	19,5	19 u. 20	45,5	40 u. 51	65	59 u. 71
Früchte	Kobler und v. Hovorka 14,6 cm	19	—	40	—	59	—
	15,3 cm	15	—	39	—	54	—

ergibt sich eine stärkere Spreizung mit einem Divergenzwinkel von 74° beim Neugeborenen, gegenüber einer geringeren Spreizung mit einem Divergenzwinkel von 70° beim Erwachsenen. Die Spreizung nimmt also im allgemeinen ab. Engel (Abb. 376) erhält an Metallausgüssen übereinstimmend eine Abnahme der Spreizung vom Neugeborenen bis zum 13 jährigen Kinde. Die Abbildungen der genannten Untersucher erläutern es, jedoch ist die Abweichung im einzelnen außerordentlich groß. Messungen an einem umfangreichen Material fehlen. Bei 2 jüngeren Früchten finden Kobler und von Hovorka niedrige Werte. Es wären höhere Werte zu erwarten, wenn der Vorgang in gleicher Richtung vom Keimling über den Neugeborenen und das Kind sich abwickelte. Auch die 2 Neugeborenenwerte von Aeby sind niedrig, was ihm schon selbst auffiel, und die Variation bei den Neugeborenen von Kobler und von Hovorka ist sehr groß.

Die beiden Luftröhrenäste (Bronchen). Maße und Wachstum.

Das Längenwachstum der Luftröhrenäste ist stark im 1. Lebensjahr (nach Gundobin, nach Engel Zunahme um ein Drittel). Darauf folgt langsame Zunahme bis etwa zu 10 Jahren (Engel) und dann nochmalige Beschleunigung zu Beginn und in der Reife, nach Gundobin Beschleunigung zwischen 14 und 16 Jahren in der Periode der Geschlechtsreife, nach Engel Verdoppelung der Länge vom 1. Monat bis zum 13. Jahre.

Der eparterielle Bronchus nimmt an Länge noch stärker zu ($2^{1}/_{2}$fach). Seine Kürze besonders bei Säuglingen und jüngeren Kindern ist bemerkenswert. Der Abstand des eparteriellen vom hyparteriellen (links) verdoppelt sich ebenfalls ungefähr vom 1. Monat bis zum 13. Jahre (Engel).

Die Lichtung der Luftröhre ist stets kleiner als die der Lichtungen beider Luftröhrenäste zusammengenommen. Die Summe der Querschnitte beider Bronchien beträgt das Doppelte des Querschnittes der Luftröhre. Es besteht also das gleiche Verhältnis wie nach Aeby beim Erwachsenen (Gedgowti). Sabatier[1]) nahm an, daß die Luftröhre weiter sei als beide Bronchien zusammen.

Die lichte Weite der Luftröhrenäste ist nach den Durchmessern schon vom 1. Monat bis zum 7.—10. Jahre verdoppelt. Im übrigen ist ihre Zunahme in den ersten 2 Jahren am stärksten (Engel). Die Zahlen Huizingas stimmen dazu, doch fehlt das 1. Jahr (Tabelle 144 u. 150).

Vergleicht man das Wachstum der Weite und das der Länge der Luftröhrenäste (Tabelle 144, 149 u. 150), so sieht man, daß die Weitenzunahme dem Längenwachstum vorauseilt. Die doppelte Länge gegenüber dem Kind im 1. Monat ist mit 13 Jahren oder etwas früher erreicht, die Verdoppelung der lichten Durchmesser schon mit 10 Jahren. Für die Förderung des Luftstromes zur Lunge ist die Weite wichtig, die Länge von geringer Bedeutung.

Der linke Luftröhrenast bleibt mit der Zunahme seiner lichten Weite anfangs etwas in der Entwicklung zurück. Das entspricht (Engel) dem Umstande, daß sein Kaliber von vornherein im Vergleich zum Lungenvolumen reichlich ist. Das Verhältnis des Rauminhaltes der rechten zur linken Lunge ist nach Engel 16:12 (nach Aeby 15:12). Dies ist ein Unterschied, der nach ihm nicht dem kleinen Kaliberunterschied zwischen rechtem und linkem Luftröhrenast entspricht. — Die frontalen Durchmesser des rechten Astes betragen (Engel) im 1. Monat 68% des Wertes für die Luftröhre, im 5. Jahr 74%, im 13. 81 und im 40. 88%.

Die Lichtung der rechten zu der des linken Astes verhält sich bei Kindern wie 100:70—80. Das ist die gleiche Zahl, wie nach Braune und Stahel bei Erwachsenen. Dagegen erhält man bei den kleinsten Kindern ein Verhältnis von 100:70 (Huizinga).

---

[1]) Zit. nach Gundobin.

Tabelle 149. Länge der Luftröhrenäste nach Gundobin-Gedgowt[1]).

Alter	Rechter Ast mm (im Original cm)	Linker Ast mm (im Original cm)
Neugeborener	11,7	16,0
1— 2jährige	21,5	24,0
15—16 ,,	30,5	33,8
Erwachsener nach Luschka	24	51,0
,, ,, Gundobin im Verhältnis	0,5 : 1,0	
,, ,, Rauber-Kopsch	25—30	40—50

Tabelle 149a. Länge der Luftröhrenäste[2]) nach Engel 1913. (Metallausgüsse.)

	Rechter Ast cm	Linker Ast cm	Eparterieller Bronchus cm	Abstand zwischen 1. u. 2. Seitenbronchus cm
1 Monat	0,9 (0,4)	2,1 (1,7)	0,4	0,8
(2) 3 Monate	(0,4) 1,0	(1,8) 2,4	0,5	1,0
(4) 5 ,,	(0,3) 0,8	(1,5) 2,1	0,45	1,0
6 ,,	1,0	2,5	0,6	1,1
1 Jahr	1,1	2,9	0,5	1,2
2 Jahre	1,3	2,9	0,6	1,1
3 ,,	1,3	3,1	0,6	1,2
4 ,,	1,2	3,2	0,7	1,2
5 ,,	1,35	3,4	0,7	1,4
7 ,,	1,1	3,3	1,0	1,7
10 ,,	1,4	3,5	1,0	1,3
13 ,,	2,2	4,2	1,0	1,9
40 ,,	2,0	5,2	1,3	2,2

Tabelle 150. Lichte Weite der Luftröhre am unteren Ende und ihrer beiden Äste in mm (nach Engel)[3]). Zugesetzt sind Zahlen nach Symington, S., Merkel, M. aus Vierordt. Bei diesen nur 1 Durchmesserzahl.

Alter	Anzahl	Luftröhre		Rechter Ast		Linker Ast	
		sagittal	quer	sagittal	quer	sagittal	quer
1 Monat	2	5,7	6,0	4,4	4,1	4,0	3,8
3 Monate	1	6,5	6,8	5,6	4,7	4,0	4,1
5 ,,	—	7,0	7,2	6,1	5,9	4,9	4,3
1/2—1 1/2 Jahre M.	—	5					
12 Monate	2	7,0	7,9	6,5	6,8	4,5	5,6
2 Jahre S.	1	ca. 5					
2 ,,	1	9,4	8,8	7,5	7,3	4,9	5,2
2—3 ,, M.	—	6					
3 ,,	—	10,8	9,4	7,4	7,3	7,0	5,5
4 ,,	1	9,1	11,2	8,4	9,1	6,0	6,8
4—5 ,, M.	—	7					
5 ,,	1	9,9	11,0	8,7	8,1	6,4	7,0
5—10 Jahre M.	—	8					
7 Jahre	1	10,4	11,0	9,0	9,3	6,9	8,2
10 ,,	—	9,3	12,4	8,6	9,2	7,3	8,4
10—15 Jahre M.	—	10—11					
13 Jahre	—	10,7	13,5	9,6	10,9	8,5	8,5
40 ,,	—	16,5	14,4	14,0	12,7	11,5	11,1

[1]) Die Zahlen für die 15—16jährigen stehen, offenbar verdruckt (?), im Text umgekehrt.
[2]) Die Länge des rechten Luftröhrenastes erscheint auf allen Stufen, auch beim Erwachsenen, auffallend gering gegenüber den Angaben von Luschka und Rauber-Kopsch.
[3]) Die Zahlen sind mit Ausnahme einer Stelle nach der Übersicht von 1931 gegeben. Die ursprüngliche Übersicht von 1913 zeigt einige Zahlen mehr. Der Untersuchung liegen im ganzen 23 Kinderleichen zugrunde. Die Zahlen für die Luftröhre liegen oberhalb der Teilung, die für den linken und rechten Ast in deren Mitte. Verfahren: Metallausgüsse. Die Zahlen in () Einzelmessungen des Verfassers.

Die Längen- und besonders auch die Weitenmaße der Luftröhre haben praktische Bedeutung wegen des Einführens von Kanülen, des Eindringens von Fremdkörpern und ihrer Entfernung, sowie wegen der Verstopfung bei Diphtherie oder Entzündungen durch Pseudomembranen, Schwellung- oder Schleimabsonderung und sind deshalb vielfach bestimmt worden. Die weitere Lichtung des rechten Bronchus bedingt, außer seiner Richtung, daß man Fremdkörper in ihm öfter findet.

Die quere lichte Weite der beiden Luftröhrenäste im Röntgenbilde ist oben auf Tabelle 144 nach Huizinga verzeichnet. Alle diese Werte sind höher als die anatomischen nach dem Metallausguß (vgl. S. 589). Im übrigen zeigen sie denselben Wachstumsverlauf. — Ich teile noch Zahlen über Umfang der Äste mit.

Tabelle 150a. Umfang der Luftröhrenäste in mm nach Gedgowt-Gundobin (nebst Zahlen vom Verfasser = W.; bei G.-G. cm.)

Alter	Rechter Ast	Linker Ast
Frucht von 46 cm	12,3	11,0
Neugeborener	14,0	12,0
5 wöchiger Knabe (W.)	18,2	16,0
8 „ Mädchen (W.)	19,2	15,5
4 monat. Mädchen (W.)	20,1	17,6
1— 2 jähriger	21,5	18,7
15—16 „	36,0	31,6
Erwachsener Mann (W.) (24 Jahre)	64,0	57,0

Neuere Untersuchungen von Röntgenbildern des Bronchialbaumes, der mit Jodipin oder Lipiodol als Kontrastmasse abbildungsfähig gemacht wird, haben zu folgenden Auffassungen geführt. Danach besteht ein schraubenförmiger Verlauf der menschlichen Bronchialzweige, die sich nach mechanischen Gesetzen auf die ein- und ausströmende Luft einstellen. Die Seitenäste bleiben nicht in der Teilungsebene, sondern nehmen einen bogenförmigen Verlauf in einer anderen Ebene. Schon der linke Hauptbronchus läßt das erkennen. Besonders die Bronchen der oberen Lappen beschreiben einen Halbkreis nach oben und zugleich biegt ein Teil der Äste bogenförmig nach vorne, ein anderer nach hinten ab. Entsprechend ist es mit dem Bronchus des rechten Mittellappens. Die eingesogene Luft bewegt sich also in längeren bogenförmigen Strombahnen. Dadurch kann an den Abzweigungen die Richtung des voraufgehenden Astes noch etwas eingehalten und der Reibungswiderstand verringert werden. Es wird hierdurch unnötig, daß bei der Ausdehnung der Lunge die Zweige verlängert werden, was zugleich Verengerung bedeuten würde, sondern sie brauchen sich nur etwas aufzubiegen (Marcus, Hilber, Huizinga). Huizinga hat die Schraubenform für Kinder verschiedenen Alters angegeben. (Schriften bei Hilber.)

Feinerer Bau der kindlichen Luftröhre und Luftröhrenäste.

Die kindliche Luftröhre zeichnet sich durch die Zartheit der Schleimhaut und des Bindegewebes, den Reichtum an Blut und Zellelementen sowie die Unentwickeltheit der Drüsen aus. Die anfänglich nur aus einzelnen Röhrchen bestehenden Drüsen verwandeln sich durch Sprossung und Vermehrung der Endkammern („Endbläschen" bei Gundobin) in „acinöse Drüsengebilde" (Gundobin nach Pouchet und Philipp). Schon in den ersten Lebensmonaten nehmen die Schleimdrüsen nach Gundobin zu. Im 6. Lebensjahr treten sie nach ihm tiefer und näher an die Knorpel heran. Einwärts vom Knorpel sehe ich beim Neugeborenen schon viele kleine Drüsenkörper, später (Abb. 377) dicke

Drüsenmassen liegen. Die genaue Form der Drüsen und die Funktionszustände beim Neugeborenen und später mögen aus den Abb. 360, 361, 377, 378 entnommen werden. An der häutigen Wand sehe ich beim Neugeborenen überwiegend längliche Drüsenkörper jenseits der Schicht glatter Muskelfasern. Es scheint, daß die Drüsen in der späteren Kindheit (Abb. 378), wenn sie breite Trauben- oder Beutelform angenommen haben, an der häutigen Wand überwiegend einwärts von der Muskelschicht liegen. Jedoch konnte ich nicht in allen Höhen und nicht auf genügend vielen Stufen untersuchen.

Das „Deckepithel" der Luftröhre ist nach Gundobin bis zu 4 Jahren flacher als bei Erwachsenen. Damit stehen meine Befunde in gewisser Übereinstimmung. Bei zwei Neugeborenen meiner Präparate ergibt sich eine durchschnittliche Höhe des Epithels von 55 und 70μ, bei zwei Zehnjährigen eine solche von etwa 72μ. Da mit Variabilität zu rechnen ist, ist der Unterschied wahrscheinlich nicht

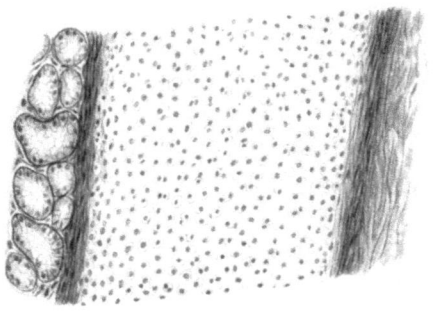 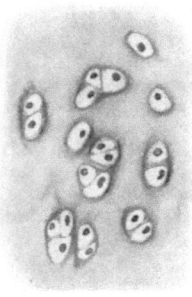

a　　　　　　　　　　　　　　　　　b

Abb. 377a und b. a) 2 Wochen altes Kind. Luftröhrenknorpel. Teil eines Querschnitts durch die Luftröhre. Zellen in kleinen Gruppen, Reihenbildung nur angedeutet. Drüsen mit noch kleinem Sekretabschnitt, Kerne rund, von der Wand entfernt gelegen. Leitz Obj. 6, Okul. 6. Hämatox.-Pikrofuchsin. — b) 10jähriger Knabe. Zellengruppen mitten aus dem Knorpel. An den Zellengruppen ein kräftig rot gefärbter Streif ohne Schichtensonderung, in der Zeichnung dunkel. Die übrige Intercellularsubstanz blaßrötlich, in der Zeichnung hellgrau. Vergrößerung und Färbung wie a).

groß, jedoch müßte danach das Epithel wenigstens beim jungen Säugling etwas niedriger als später sein. Dies und folgendes ist nur Einzelfeststellung.

Außerdem zeigen die Kerne in Verteilung und Ausmaßen Unterschiede zwischen dem Neugeborenen und dem älteren Kinde. Bei Neugeborenen findet sich eine untere Kernlage von etwa 12—16 und eine obere von etwa 30μ, bei zehnjährigen Kindern nähert sich die untere Schicht in der Höhe mehr der oberen oder es fehlt auch die Schichtenbildung (Abb. 378).

Die Kerne sind ferner beim Neugeborenen in der unteren Zone niedriger, in der oberen höher (etwa $7\text{—}8 \times 4{,}3\mu$ unten gegenüber etwa $14\text{—}16 \times 4{,}1\text{—}4\mu$ oben). Sie sind bei Zehnjährigen unter erheblichen Verschiedenheiten in der oberen Schicht weniger hoch (etwa $8\text{—}4{,}4\mu$ unten gegen etwa $9\text{—}13 \times 4{,}5\mu$ oben).

In den Epithelien, elastischen Fasern und Drüsen, sowie in der Intima der Capillaren, den Fibroblasten und Wanderzellen der Luftröhre und der Bronchen weisen Kawamura und Yasaki mit verbesserter Methode Fett nach, jedoch ohne daß Besonderheiten des Kindesalters genannt werden.

Infolge der noch ungenügenden Entwicklung der Schleimdrüsen im Säuglingsalter soll nach Gundobin eine „relative Trockenheit der Schleimhaut" bestehen.

Der Luftröhrenknorpel läßt beim Erwachsenen unter der Knorpelhaut eine oxyphile hypoperichondrale Schicht und darauf eine Umlagerungsschicht unterscheiden. Daran schließen sich im Innern, die Hauptmasse des Knorpels vorstellend, Territorien (Schaffer) und zwischen ihnen ein oxyphiles, interterritoriales Fachwerk, in welchem stellenweise starre asbestartige Fasern liegen. Das Territorium, das die Zellen einschließt, läßt einen Zellhof, eine Kapsel und eine neu abgelagerte Intercellularsubstanz unterscheiden (Schaffer). Von alledem ist im Trachealknorpel des Neugeborenen noch nichts zu sehen. Die ganze Intercellularsubstanz färbt sich blaßbläulich mit Hansens Hämatoxylin, blaßrötlich mit Pikrofuchsin. Dagegen geht das mit Säurefuchsin blaßrot gefärbte interterritoriale Fachwerk unscharf mit 10 Jahren in dunkelrote die Zellengruppen umgebende Höfe über, die zugleich wie Querstreifen im Knorpel erscheinen. Asbestartige Fasern habe ich im eigentlichen Kindesalter und auch in der Reifezeit in meinen Präparaten nicht angetroffen. (Vgl. Rippenknorpel I. S. 27, 28.) Eine Sonderung in Zellhof und Kapselschichten fand sich nicht beim Zehnjährigen (Abb. 377b).

Über das **elastische Gewebe** der Luftröhre und des Luftröhrenbaumes bei Kindern kann ich nur folgende Angaben zusammenstellen. Das im Säuglingsalter nach Gundobin schwach entwickelte elastische Gewebe nimmt mit 12 Jahren deutlich zu (Gundobin). Hierzu kann ich nur bemerken, daß man beim Neugeborenen in der inneren Schicht der Schleimhaut bei der Färbung nach van Gieson eine beträchtliche Anzahl leuchtend hellgelber elastischer Fasern feststellen kann.

Für die Luftröhrenknorpel liegen Angaben von Kervily vor. Danach sind schon beim 6 monatigen Fetus spärliche feine elastische Fasern nachzuweisen, die mit der Knorpelhaut in Zusammenhang stehen. Beim Neugeborenen dringen sie überall in der Nähe der Enden der Knorpel ein. Sie verlaufen meist in einem nach den Enden konvexen Bogen, in geringer Anzahl geradlinig oder in anderer Richtung bogenförmig. Sie endigen verfeinert und verzweigt in der Grundsubstanz.

Mit 16 Tagen findet man die feinen Fasern schon in weiterem Abstand von den Enden der Knorpelringe und außerdem mitten im Knorpel meist wenig sich färbende Körner. Beim 3jährigen Kinde findet man außer den feinen Fasern die Körner

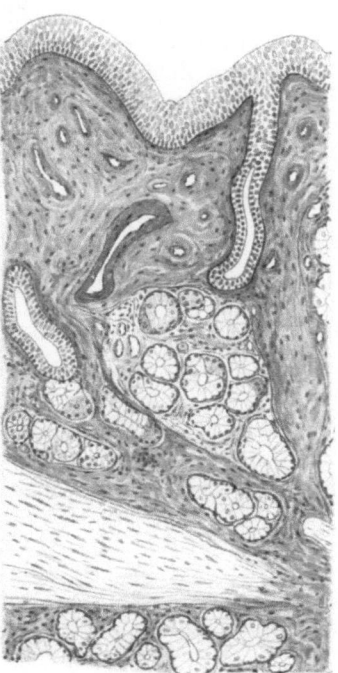

Abb. 378. Häutige Wand der Luftröhre eines 10 jährigen Knaben. Die Drüsen voll entwickelt, zum Teil stark mit Schleim gefüllt. Kerne größtenteils flach oder zackig, an die Wand gedrängt. Wimpern hier nur teilweise erhalten. Epithelschicht höher als wo die Schleimhaut den Knorpel verläßt. Färbung Weigerts Eisenhämatoxylin und Pikrofuchsin. Vergr. wie Abb. 377.

zahlreicher und gut färbbar. Sie vereinigen sich zu Fasern von verschiedener Stärke, die keine Beziehung zur Knorpelhaut haben. Beide Faserarten finden sich nach der Geburt auch in den Bronchen. Die ersten elastischen Fasern entstehen nach de Kervily im Knorpel der kleinsten Bronchialzweige bei 11 cm langen Früchten. Die Entwicklung geschieht nach ihm auf Kosten der Elastoblasten und des Protoplasmas elastogener Knorpelzellen und nicht aus extracellulären Körnern. Die Entwicklung ist verschieden von der in anderen elastischen Knorpeln, z. B. im Arytaenoidknorpel (Näheres s. de Kervily 1908).

Mechanische Eigenschaften der Luftröhre und ihrer Äste.

Der Widerstand der Luftröhre gegen das Zudrücken ist beim Neugeborenen gering. Er steigt mit dem Alter. Nach Scheele[1]) (1890) sind zur Kompression der Luftröhre eines Neugeborenen 218 g und bei gestrecktem Hals 180 g erforderlich, bei einem 1jährigen Kinde schon 750—1000 g. Gundobin und Mitarbeiter brauchten, damit die Wände der Luftröhre sich berührten, beim Neugeborenen eine Belastung von 230—260 g, beim 1jährigen Kinde 700 g und beim 5jährigen 1000 g. Nach Scammon beträgt der Widerstand gegen das Zudrücken in runden Zahlen beim 1jährigen Kinde das Dreifache des Widerstandes beim Neugeborenen, beim 5jährigen das 4fache, beim Erwachsenen das 6fache.

Die Dehnung der Luftröhre bei stärkster Erhebung des Kopfes gegenüber stärkster Beugung beträgt 2,5 cm (Braune). Beim Kinde fehlen leider solche Angaben.

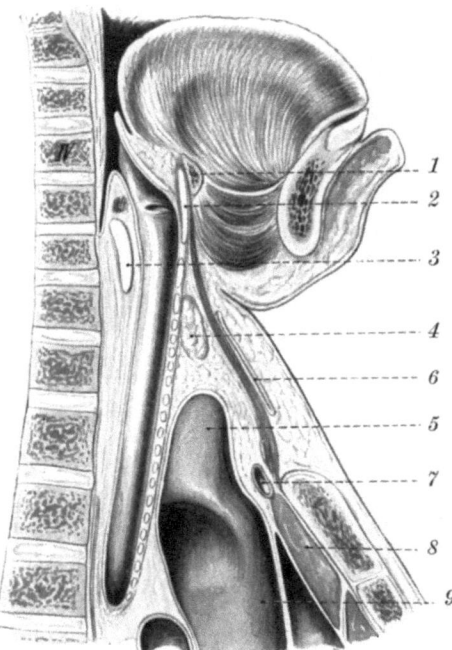

Abb. 379. Medianschnitt des Halses. 13jähriges Mädchen. Für die Tracheotomia inferior besonders ungünstige Verhältnisse. Außerdem Kopf nach vorn gebeugt, daher unter anderem Zungenbein vor den Schildknorpel geschoben. Die in größter Ausdehnung getroffene A. anonyma reicht hoch hinauf. Aus Symington. 1 = Zungenbeinkörper, 2 = Schildknorpel, 3 = Ringknorpel, 4 = Isthmus der Schilddrüse, 5 = Art. anonyma, 6 = vordere Jugularvene, 7 = linke Vena innominata, 8 = Thymus, 9 = Aorta.

Die Elastizität der Luftröhre ist nach der Säuglingszeit beim Kinde bedeutend, nimmt aber nach der Reife ab (Scammon). Dies gilt auch für die Luftröhrenäste. Die daher bestehende leichtere Dehnbarkeit hat die Regel zur Folge, bei Kindern möglichst die weitesten Rohre zur Bronchoskopie und die weitesten Kanülen zu verwenden (Brünings).

Klinisches.
Luftröhrenschnitt.

Die Länge des Halsabschnittes der Luftröhre vom oberen Brustbeinrand bis zum Ringknorpel verändert sich mit der Kopfhaltung. Sie beträgt beispielsweise beim Neugeborenen 3,6 cm bei gerade gehaltenem Kopf und 4 cm bei rückwärts gebeugtem Kopf. Die entsprechenden Maße bei Kindern von 8—9 Monaten sind 7,5 und 10 cm. (Passavant.) Wegen der in frühester Jugend sehr engen Luftröhre, die sich durch entzündliche Schwellung oder Ödem der Schleimhaut, Schleim oder Pseudomembranen leicht verstopfen kann, bietet der Luftröhrenschnitt bei Kindern unter 2 Jahren weniger gute Aussichten als später, soll aber gerade deswegen nach Passavant bei Diphtherie in diesem Alter frühzeitig gemacht werden. Beim Luftröhrenschnitt unterhalb der Schilddrüse könnte eine zur Schilddrüse aufsteigende A. thyreoidea ima im Operationsfeld liegen. Stets ist an das Geflecht der Vena thyreoidea ima zu denken (Heiderich, dieses Handb. I, 369). Beim Kinde liegt die A. anonyma über dem Brustbein, nicht wie beim Erwachsenen hinter ihm, kann also, da sie vor der Luftröhre von links nach rechts verläuft, verletzt werden (Abb. 379 u. 380).

---

[1]) Zit. nach Vierordt.

Nach der Lage der A. anonyma lassen sich 2 Grundtypen und 1 Übergangstypus unterscheiden. Bei dem 1. Typus liegt die Schlagader tief seitwärts von der Luftröhre. Beide Kopfschlagadern liegen weit seitlich, und die Luftröhre ist ganz frei sowie in bedeutender Breite ohne Verletzungsmöglichkeit großer Schlagadern zugänglich (Lateropositio von Missionznik). Dieser Typus entspricht dem dispersen Typus (Lyssizin) der vom Aortenbogen entspringenden Schlagadern. Den 2. Typus kennzeichnet eine sehr hoch und nahe zur Medianebene gelegene Anonyma, die die vordere Wand der Luftröhre in bedeutender Ausdehnung bedeckt. Die Kopfschlagadern verlaufen einander nahe und neben der Luftröhre, zu der der Zugang eingeschränkt ist (Antepositio von Missionznik). Dieser Zustand entspricht dem Konzentrationstypus (Lyssizin) der vom Aortenbogen entspringenden Schlagadern. — Beide Typen finden sich in jedem Lebensalter, ebenso die Zwischenzustände.

Die Höhe, in welcher die Luftröhre zugänglich ist, wird von oben her durch den Altersabstieg (descensus) des Kehlkopfes mit den Jahren verkleinert. Für das kindliche Lebensalter kommt diese Einschränkung praktisch noch nicht in Frage. Die Verhältnisse liegen daher hier für den unteren Luftröhrenschnitt günstig. Die Gefahr der Blutung kann außer durch die Verletzung bei der Operation auch durch die Reibung des unteren Endes der Kanüle an der vorderen Luftröhrenwand mit Entstehung von Decubitus hervorgebracht werden. Von Schriften siehe Chiari, F. Schmidt, N. Schneider, M. Lyssicin.

Bei senkrechtem Verlauf kann nach Hueter die Anonyma sehr nahe oder bis an den Isthmus der Schilddrüse reichen und kann manchmal auch die Carotis dextra und sinistra eine Strecke weit die Luftröhre verdecken (auch Engelhardt).

Als Varietät kann die Carotis sinistra aus der Anonyma entspringen und die Luftröhre kreuzen; sehr selten tut es die A. subclavia

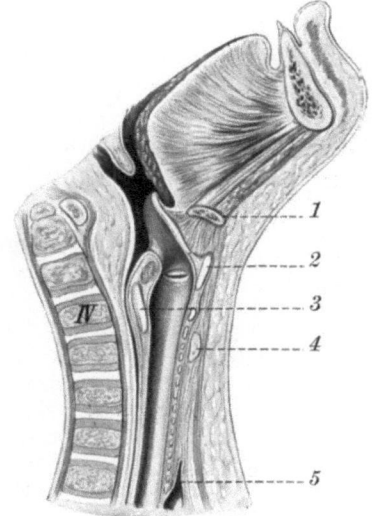

Abb. 380. Medianschnitt des Halses. $2^3/_4$ jähriger Knabe. Nach hinten gebeugter Kopf bedingt eine etwa 1 cm betragende Verlängerung der Luftröhre. Untere Begrenzung der Zeichnung in Höhe des oberen Randes des Brustbeinhandgriffes. Nach Passavant. Bedeutung der Zahlen wie bei Abb. 379.

dextra oder sinistra (Scarpa, Allan und Bruns, s. bei Missionznik). In einem Viertel aller Fälle liegt die Anonyma oberhalb des Manubrium sterni (hohe Lage). Auch kann eine aus der Anonyma entspringende Carotis dextra oder sinistra bis zum unteren Isthmusrande reichen (Engelhardt bei Missionznik).

Vor das Operationsfeld kann sich die Thymus schieben, so lange sie noch über den Brusteingang hinausragt. Wie beim Erwachsenen liegt die Luftröhre um so tiefer, je mehr man sich der Brust nähert, wird also entsprechend schwerer zugänglich (Abb. 380); dagegen ist sie unten weiter als im oberen Abschnitt. Für den Luftröhrenschnitt am oberen Ende der Luftröhre ist die Schilddrüse mit ihrem Isthmus zu beachten. Sie kann aber mitsamt ihrer Kapsel gelöst und abwärts verschoben werden. Bei Hochlagerung des Isthmus vor dem Kehlkopf ist natürlich die Eröffnung unterhalb des Isthmus das gegebene. Die Verbindung des Isthmus mit der Luftröhre und dem unteren Rand des Kehlkopfes ist beim Neugeborenen fester als beim Erwachsenen (Heiderich, dies Handb. I, 369).

Bei einem etwaigen Eingehen durch den Ringknorpel kommt dessen Weichheit beim Kinde als erleichternder Umstand in Frage.

Beim Eingehen zwischen Ring- und Schildknorpel ist ein etwaiger Processus pyramidalis zu beachten, sowie stets die A. cricothyreoidea und ihre Anastomose am Rande des Schildknorpels. Beim Kinde ist jedoch der hier zur Verfügung stehende Raum zu klein. Außerdem ist die Lichtung in Höhe des Ringknorpels unnachgiebig und die Stelle am unteren Rande des Ringknorpels ist die engste der ganzen Luftröhre.

Ganz allgemein muß man auf ein starkes Fettlager bei jüngeren Kindern gefaßt sein. Als ein günstiger Umstand ermöglicht die größere Elastizität der kindlichen Luftröhre die Einführung eines verhältnismäßig weiteren Röhrchens als bei Erwachsenen (S. 600). Bei gleichem Alter kann die Luftröhrenweite der Kinder außerordentlich verschieden sein. Endlich ist die Nähe des kindlichen Kinnes wegen seiner geringen Entfernung vom Kehlkopf bedeutungsvoll. Das Schild des Röhrchens kann hier leicht anstoßen.

IV. Die Lungen (Pulmones) des Kindes.

Lungengewicht.

Das Lungengewicht des Kindes ist vor allem von der Blutfülle abhängig. Bei Verblutungstod findet man ein niedriges Lungengewicht (Gluge nach Juncker). Außer den Einzelwerten schwanken daher auch noch die Durchschnittswerte sehr stark. Zur Vergleichung mit den Zahlen für Kinder seien die Zahlen von 5 Beobachtern für normale Organe Erwachsener angeführt.

Tabelle 151. (Zahlen in Gramm.)

	Männer			Frauen		
	linke Lunge	rechte Lunge	(l. u. r. Lunge)	linke Lunge	rechte Lunge	(l. u. r. Lunge)
Blosfeld 1884	545	578	(1123)	465	600	(1065)
Gocke 1883	478	572	(1050)	326	360	(686)
Juncker 1894	470	554	(1024)	385	392	(777)
Testut	—	—	(900)	—	—	—
Aeby	—	—	(1600)	—	—	—
Vierordt (rohes Mittel aus Sammelzahlen 1906)	441	513	(954)	424	500	(924)

Von älteren Zahlen für Kinder beziehen sich die von Lorey (50 Wägungen) auf meist atrophische Kinder. Die Zahlen von Mühlmann, Oppenheimer, Blosfeld und Dieberg sind für Schlußfolgerungen zu gering. (Dieberg 1864 zit. nach Gundobin.)

Ich führe von älteren Zahlen nur Juncker, Gedgowt als Vertreter der älteren russischen Forschung und Vierordt an. Die umfangreichsten und daher auch wichtigsten Zahlen sind die von Coppoletta und Wolbach.

Die nächstfolgende Übersicht nach Juncker enthält die einwandfrei erscheinenden, gut ernährten Kinder seiner Übersichten. Es sind alle Kinder fortgelassen, die als schlecht, mäßig und mäßig kräftig bezeichnet sind, sowie ein Kind, dessen Maße der Verfasser selbst beanstandet. Zwei Mädchen stammen aus seiner Tabelle Ic. Im Original sind nur die Einzelgewichte der linken und rechten Lunge angeführt. Zur besseren Vergleichung habe ich noch das Gewicht beider Lungen berechnet. Das gleiche gilt für Coppoletta und Wolbach.

Coppoletta und Wolbach machen keine Geschlechtsangaben. Ob ein Geschlechtsunterschied im Kindesalter bewiesen ist, konnte ich nicht ermitteln. Die Durchprüfung der Vierordtschen Zahlen lieferte nur widersprechende Ergebnisse.

Lungengewicht.

Tabelle 152. Lungengewichte von Kindern nach Juncker in Gramm.

Nr.	Körpergewicht in kg	Alter	Geschlecht	Beide Lungen	Linke Lunge	Rechte Lunge
1	10	1 Jahr	Kn.	169	85	84
2	10	1³/₄ ,,	Kn.	170,5	70,5	100
3	13	2 Jahre	Md.	200	100	100
4	10,5	2¹/₂ ,,	Kn.	230	100	130
5	13,5	3¹/₂ ,,	Kn.	265	110	155
6	13	4 ,,	Md.	306	148	158
7	19	5 ,,	Kn.	295	155	140
8	15	5³/₄ ,,	Md.	240	110	130
9	15,5	6 ,,	Md.	195	80	115
10	20	6¹/₂ ,,	Kn.	425	200	225
11	25	10 ,,	Kn.	455	215	240
12	28	10 ,,	Kn.	485	215	270
13	27,5	10 ,,	Kn.	380	170	210
14	64	13 ,,	Kn.	645	295	350
15	32	15 ,,	Kn.	722	315	407
16	44	15¹/₂ ,,	Md.	615	295	320
17	55	16 ,,	Md.	740	320	420

Tabelle 153. Das Lungengewicht im Kindesalter nach Coppoletta und Wolbach, Gedgowt und Vierordt in Gramm.

Alter	Anzahl der Fälle	Nach Coppoletta u. Wolbach beide Lungen (berechnet)	Nach Gedgowt	Nach Vierordt (Sammelzahlen)	Alter	Anzahl der Fälle	Nach Coppoletta u. Wolbach beide Lungen (berechnet)	Nach Gedgowt	Nach Vierordt (Sammelzahlen)
Neugeb.	—	—	57,3	54	24 Mon.	20	164	—	—
0—3 Tage	15	39	—	—	2 Jahre	—	—	—	183,6
3—7 ,,	15	46	—	—	2—3 ,,	—	—	218,9	—
1—3 Woch.	29	55	—	—	2¹/₂ u. 3 ,,	—	—	—	208,0—254,6
1 Mon.	—	—	66,4	53,5	3 ,,	36	166	—	—
3—5 Woch.	30	58	—	—	3—4 ,,	—	—	247,2	—
5—7 ,,	16	60	—	—	4 ,,	14	175	—	306
7—9 ,,	40	61	—	—	4—5 ,,	—	—	269,2	—
9 Wch.—3 Mon.	53	65	—	—	5 ,,	16	211	—	259
3 ,,	—	—	100,8	—	5—6 ,,	—	—	352	—
4 ,,	36	70	—	—	6 ,,	36	243	—	377
4—5 ,,	—	—	111,3	—	6—7 ,,	—	—	419	—
4, 5, 6 ,,	—	—	—	88	7 ,,	41	253	—	369
5 ,,	41	73	—	—	8 ,,	21	290	—	310
6 ,,	43	81	—	—	8—9 ,,	—	—	455	—
7 ,,	35	90	—	—	9 ,,	27	326	—	357
8 ,,	29	97	—	—	9—10 ,,	—	—	395	—
7, 8, 9 ,,	—	—	—	118	10 ,,	20	343	—	468
9 ,,	18	100	—	—	11 ,,	17	391	—	465,9
10 ,,	20	105	—	—	12 ,,	—	—	—	415
11[1]) ,,	20	112	—	—	13—14 ,,	—	—	413	(13 u. 14) 458,7—698,1
12 ,,	11	121	—	—	14—15 ,,	—	—	594	(14 u. 15) 698,1—713,6
1 Jahr	—	—	—	156,6	15—16 ,,	—	—	690	(15 u. 16) 713,6—747,3
14 Mon.	30	126	—	—	17 ,,	—	—	—	772,9
16 ,,	26	136	—	—	18 ,,	—	—	—	884,3
18 ,,	22	137	—	—	25 ,,	—	—	—	984,6
1³/₄ Jahr	—	—	—	145					
1—2 ,,	—	—	225,2	—					
20 Mon.	21	157	—	—					
22 ,,	11	155	—	—					

[1]) Eine Zahl von 102,8 für die rechte Lunge für 10—11 Monate (also etwa 200 für beide Lungen) aus Vierordt habe ich ganz fortgelassen.

Die Tabelle 153 zeigt, daß die älteren Zahlen alle erheblich höhere Werte aufweisen (Vierordt, Gedgowt, Juncker u. a.) als die neueren von Coppoletto und Wolbach. Diese stimmen unter sich gut überein und beruhen für jedes berechnete Alter auf mindestens 11, einmal auf 53 Fällen. Für die Wachstumsveränderungen ergeben sich jedoch aus den älteren Untersuchungen im wesentlichen der gleiche Verlauf wie aus Coppoletta und Wolbachs Zahlen. Diese Zahlen reichen leider für die Lungen nur bis zum 11. Jahre, so daß darüber hinaus die Vergleichsmöglichkeit fehlt.

Die Zahlen nach Gedgowt enthalten zugleich das Gewicht, die nach Coppoletta und Wolbach zugleich die Länge. Da hierfür in obenstehender Übersicht kein geeigneter Platz war, stelle ich die Zahlen Gedgowts mit Gewicht und die Coppoletta und Wolbachs mit der Länge zusammen.

Die Besprechung des Wachstums der Lunge im Anschluß an die obenstehenden Zahlen erfolgt unten S. 608. Die zur Tabelle 154 gehörige Gewichtskurve bzw. Wachstumskurve folgt ebenfalls später.

Tabelle 154.

Lungengewichte und Körpergewichte nach Gedgowt. — Lungengewichte und Körperlänge nach Coppoletta und Wolbach.

Alter	Körpergewicht in g	Lungen rechte in g	Lungen linke in g	Alter	Körperlänge in cm	Lungen rechte in gm	Lungen linke in gm
9 mon. Fetus, nicht geatm.	2066	9,03	7,3	Ngb.—3 Tage	49	21	18
8 mon. Fetus, geatm.	1970	21,0	19,0	3—7 „	49	24	22
Neugeb.	3025	32,0	25,0	1—3 Woch.	52	29	26
1 Mon.	3355	36,8	29,6	3—5 „	52	31	27
3 „	4570	54,0	46,8	5—7 „	53	32	28
4—5 „	4590	60,0	51,3	7—9 „	55	32	29
1—2 Jahre	10400	124,6	100,6	9—3 Mon.	56	35	30
2—3 „	12770	118,6	100,3	4 „	59	37	33
3—4 „	13520	130,6	116,6	5 „	61	38	35
4—5 „	15400	145,6	123,6	6 „	62	42	39
5—6 „	17000	187,0	165,0	7 „	65	49	41
6—7 „	18980	228,0	191,0	8 „	65	52	45
8—9 „	20300	250,0	205,0	9 „	67	53	47
9—10 „	29680	210,0	185,0	10 „	69	54	51
13—14 „	29400	215,0	198,0	11 „	70	59	53
14—15 „	35900	330,0	264,0	12 „	73	64	57
15—16 „	—	370,0	320,0	14 „	74	66	60
				16 „	77	72	64
				18 „	78	72	65
				20 „	79	83	74
				22 „	82	80	75
				24 „	84	88	76
				3 Jahre	88	89	77
				4 „	99	90	85
				5 „	106	107	104
				6 „	109	121	122
				7 „	113	130	123
				8 „	119	150	140
				9 „	125	174	152
				10 „	130	177	166
				11 „	135	201	190

Die Gewichtskurven der Lunge und des Herzens gestatten wenigstens für den ersten Teil dieser Kurven eine Beziehung zu dem so wichtigen klinischen Herzlungenquotienten Groedels herzustellen. Dieser Quotient gibt an, wie oft die Herzbreite (im Röntgenbilde bestimmt) in der Lungen- oder Thoraxbreite des Röntgenbildes enthalten ist. Er ist um so niedriger, je weniger die Lungen sich entwickelt haben oder je breiter verhältnismäßig das Herz ist. Er ist um so höher, je breiter sich die Lungen entwickelt haben und je schmäler die Herzfigur geworden ist.

Der Herzlungenquotient beträgt bei der Geburt nach Kirsch durchschnittlich 1,83 bei erheblichen Schwankungen. Er wächst im Laufe des 1. und 2. Lebensjahres infolge des „nach der Geburt einsetzenden ‚nachholenden' Wachstums der Lunge, während die proportionelle Herzgröße gleichzeitig nahezu unverändert bleibt", allmählich zu der Höhe von 1,99 an, die während des 3. und 4. Lebensjahres beobachtet wird. Der Quotient steigt (Bamberg und Putzig) schon bei Säuglingen von etwa 13 Monaten auf 1,94 an. Der im 3. oder 4. Lebensjahre erreichte Wert bleibt bis zum Erwachsenen im wesentlichen konstant (Hammer, Kirsch). Was uns hier wichtig erscheint, ist das Ansteigen des röntgenologischen Herzlungenquotienten um dieselbe Zeit, in welche der starke Gewichtsanstieg der Lunge im Gegensatz zum Herzen beim kleinen Kinde fällt. Die Wachstumskurve Abb. 381 veranschaulicht es. Lungengewicht und -breite wachsen gleichzeitig. Ebenso würde man für einen etwa aufzustellenden und zu berechnenden Herzlungengewichtsquotienten eine ansteigende Kurve erhalten. Sein späteres Verhalten ist vorweg nicht sicher zu beurteilen. Bis zum Reifebeginn ergibt Abb. 381 allerdings einen verzögerten Anstieg. Für die Reife selbst muß es wegen der nicht ausreichend vorliegenden Lungengewichte offen bleiben, ob der Quotient in dieser Zeit sich anders als der röntgenologische Herzlungenquotient verhält. Die Beurteilung des Zustandes vorliegender Brustorgane würde durch einen solchen Quotienten wesentlich verfeinert werden.

Außer mit den obigen Gewichtsbeziehungen zum Herzlungenquotienten ist es möglich, den Anschluß der Lungengewichte an physiologisch-klinische Werte noch auf andere Weise zu bewerkstelligen. Die gegebene Stelle dafür wäre das Lungenvolum (d. h. Lungenluftvolum), das vom Thoraxinnenraum und allem übrigen Thoraxinhalt abhängig ist. Zu seiner Ermittlung wäre vom Thoraxinnenraum zunächst der Thoraxinhalt, also der Rauminhalt des Mediastinums und dann das Lungensubstanzvolumen abzuziehen. Das letzte ergibt sich aus dem Lungengewicht und dem spezifischen Lungensubstanzgewicht. Das ermittelte Lungenluftvolumen der Leiche böte dann Anschlußmöglichkeiten an die verschiedenen Atemluftgrößen der Physiologie und Klinik.

Das anteilige Gewicht und die Bezugsraumgröße (Bezugsvolumen) der aus der Brust herausgenommenen nicht fixierten Lungen zum Körpergewicht bleibt auf allen Altersstufen annähernd konstant. Das erste beträgt[1] etwa 1,5—2 % (bzw. $^1/_{75}$—$^1/_{50}$), das Bezugsvolumen 2,5—3 (bzw. 1:40 bis 1:33). Dagegen ist die Raumgröße im uneröffneten Brustkorb (Herausnahme des vorher fixierten Organs aus dem Thorax) im frühen Alter verhältnismäßig größer. Der Brustkorb und damit die Lungen des jungen Säuglings befinden sich auch schon in der Atmungspause oder nach dem Tode in Inspirationsstellung. Dies ist durch die horizontale Lage der Rippen zusammen mit der noch nicht eingetretenen Senkung des Sternums zu verstehen. Der Säugling atmet vorwiegend mit dem Zwerchfell und besitzt eine sehr geringe Atemtiefe und eine sehr hohe Atemfrequenz. Vgl. S. 570.

Das wirkliche Atemvolum (sog. absolutes Atemvolum), Atemgröße bei Engel, entspricht nach Gregor für den 1., 3., 6. und 12. Monat einer Raumgröße von 23, 41, 51 und 78 ccm[1].

Nach Berechnungen von Brock, die sich auf die Perspiratio insensibilis und die Berechnung der Ventilationsäquivalente gründen, betrugen die Atemvolumina in ccm:

Tabelle 155.

	Neugeb.	¼ Jahr	½ Jahr	1 Jahr	3 Jahre	6 Jahre	11 Jahre	14 Jahre	Erwachsener
Atemvolumen (sog. Absolutes, d. h. je Atemzug)	11,5	25	36	60	95	118	175	227	410
Gewicht beider Lungen	39	63	81	121	166	243	391	(400—600)	(984)
Atemvolumen (je kg)	3,5	4,8	5,0	6,0	6,5	6,2	5,8	5,9	6,4

Danach steigt das Atemvolumen, auf das Kilogramm Körpergewicht berechnet, bis zum 3. Jahre an.

[1] Berechnet aus Vierordt (3. Aufl.) S. 38, die Bezugszahl für das Volumen aus Wesener. — Gregor zit. nach Brock.

Mit diesen Werten in Beziehung zu setzende Werte über die Aufnahmefähigkeit der Lunge in der Leiche scheinen nicht vorzuliegen. Daher habe ich die Atemvolumina je Atemzug von Brock mit den von Coppoletta und Wolbach ermittelten Lungengewichten in Beziehung gesetzt und finde folgendes (Tabelle 156).

Tabelle 156. Lungengewicht und Atemvolumen, berechnet auf 1000 g Lungengewicht.

Alter	Atemvolumen je Atemzug (nach Brock)	Gewicht beider Lungen (Coppoletta u. Wolbach)	Atemvolumen auf 1000 g Lungengewicht
Neugeb.	11,5	39	295
$1/4$ Jahr	25	63	400
$1/2$,, ...	36	81	440
1 ,, ...	60	121	498
3 Jahre	95	166	572
6 ,, ...	118	243	486
11 ,, ...	175	391	448
14 ,, ...	227	(400—600) 500	454
Erwachs. .... (17—25 Jahre) ..	410	(772—984) 880	477

Nach dieser Übersicht ergibt sich ein auf 1000 g Lungensubstanz berechnetes Atemvolum als annähernd konstant mit rund 450 ccm von $1/2$ Jahre ab, oder innerhalb des zweiten Halbjahres. Es ist ganz niedrig mit 295 ccm (rund 300) beim Neugeborenen und noch merklich niedrig beim $1/4$ Jahr alten Kinde. Die nach dem zweiten Lebenshalbjahre noch weiter auftretenden Schwankungen möchte ich ohne neue Untersuchungen nur als Folgen der Ungleichheit des Materials betrachten und sehe das Atemvolumen im Verhältnis zum Lungengewicht, also auch im Verhältnis zur Gewebsmasse der Lunge, etwa vom zweiten Lebenshalbjahre ab als konstant an.

Lungenraumgröße (Volumen), anatomisches Lungenvolumen.

Lungenvolumen im Sinne der Kliniker und Physiologen ist Lungenluftvolumen und dürfte am kürzesten und ohne daß Verwechslungen möglich sind, als Lungenluft bezeichnet werden. Das Lungenvolumen in diesem Sinne schwankt mit den Atemlagen (bzw. Thoraxstellungen).

Als Maximalvolumen oder Maximalkapazität[1]) ist die gesamte Luftmenge in Litern zu bezeichnen, welche die Lungen bei tiefster Einatmung enthalten. Dagegen ist das Lungenvolumen des normalen oder pathologischen Anatomen die Lungenraumgröße oder auch die Wasserverdrängung der untergetauchten Lunge. Das anatomische Lungenvolumen, wie ich es zunächst nennen möchte, im engeren Sinne also das der Leiche, wird am richtigsten erhalten, wenn man die Lunge in der Leiche härtet, ohne daß die in die Blutgefäße gespritzte Härtungsflüssigkeit die Lunge vergrößert. Es ist also eine Leichengröße und die Lunge kann dabei denjenigen Luftinhalt haben (gesunde Lunge vorausgesetzt), den der Physiologe als Residualluft bezeichnet und der besonders bei Krankheiten Schwankungen unterliegt. Jedoch setzt dies ein die Gefäße nicht erweiterndes Injektionsverfahren voraus. Zur Lungenraumgröße an der Leiche, dem anatomischen Lungenvolumen, gehört die Residualluft nach dem letzten Atemzuge in der Leichenexpirationsstellung. Diese Residualluft der Leiche ist vielleicht kleiner als die Residualluft des Lebenden. Damit jedenfalls nicht gleich ist das Minimalvolumen der Kliniker und Physiologen. Es ist das Lungenluftvolumen oder die Lungenluft der kollabierten Lunge, also der Lunge, die sich nach Eröffnung des Brustkorbes an der Leiche zusammengezogen hat. Das entspricht zugleich dem Zustande einer der beiden Lungen am Lebenden bei Pneumothorax.

---

[1]) Nach Anthony wird die Maximalkapazität auch Maximalvolumen oder Totalkapazität genannt. Sie ist gleich der Summe von Residualluft und Vitalkapazität. Die Maximalkapazität ist gleich dem Thoraxvolumen bei maximaler Inspiration, vermindert um das Volumen des Thoraxinhaltes.

Lungenraumgröße (Volumen), anatomisches Lungenvolumen.

Es seien zunächst Zahlen für die Lungenraumgröße, das anatomische Lungenvolumen der Leiche angeführt. — Diese Messungen sind wenig einwandfrei.

Tabelle 157. Mittelzahlen der Lungenraumgröße bei Kindern nach Wesener[1] und nach Aeby (= Anatomisches Lungenvolum).

Alter	Lunge in ccm	
	(nach Wesener)	(nach Aeby)
Reif totgeboren (6 Fälle)	52,5 m.	
Neugeborener (10 Fälle)		67,7
Erste 11 Lebenstage (4 Fälle)	64,0 w.	
11. Tag bis Ende 3. Monats (16 Fälle)	109,5 m.	
2 Mon. (2 Fälle)		95,8
5 Mon. (2 Fälle)		91,8
6 Mon. (1 Fall)		292,0
11 Mon. (1 Fall)		272,0
4. Mon. → Ende 1. Lebensj. (10 Fälle)	210 m.	
2. Jahr (12 Fälle)	261 m.	
3. ,, (13 Fälle)	324,7 m.	
4. ,, (4 Fälle)	449 m.	430,0 (1 Fall)
4½ ,,		329,0 (1 Fall)
6. ,, (4 Fälle)	480,5 m.	
7. ,, (6 Fälle)	659,6 m.	
7.—9. ,, (3 Fälle)	719,3 m.	
8. ,, (1 Fall)		527,0
9.—11. ,, (4 Fälle)	596,2 m.	
15. ,, (4 Fälle)	771,3 m.	663,5 (2 Fälle)
16. ,, (6 Fälle)	1326,2 m.	
17. ,, (5 Fälle)	1001,2 m.	
18. ,, (8 Fälle)	1148,2 m.	
19. ,, (4 Fälle)	1193,7 m.	
20. ,, (6 Fälle)	1804,2 m.	
21. ,, (5 Fälle)	1621,0 m.	
1 Erwachsener (Mann)		1617,8
1 Erwachsener (Weib)		1290,5

Die Zahlen sind unten bei dem „Wachstum der Lungen" verwertet (S. 608).

Das wichtigste klinisch-physiologische Raummaß, das sich hier anzuschließen hätte, ist die Vitalkapazität (Bestluft, Püschel, Vogt). Sie steigt natürlich mit den Jahren an und ergibt nach Püschel nebenstehende Durchschnittswerte für Kinder. Die Schwankungen sind im einzelnen sehr groß.

Die Maximalkapazität würde noch besseren Anschluß an das anatomische Lungenvolum ergeben. Es ist das anatomische Lungenvolum in der Leiche gleich dem Lungensubstanzvolum zuzüglich des Luftinhaltes der Leichenlunge. Im Leben besteht natürlich mit dem jeweiligen Atmungsstande ein schwankendes anatomisches Lungenvolum, es ist aber das anatomische Lungenhöchstvolumen gleich dem Lungensubstanzvolumen zuzüglich der Maximalkapazität.

Die Zusammensetzung der Vitalkapazität (Bestluft) aus den anteiligen Werten (%) für Ergänzungsluft, Atemluft und Vorratsluft bei Kindern, Jungen und Mädchen, ergibt keine wesentlichen Abweichungen vom Erwachsenen. Besonders die Jungen stimmen mit den erwachsenen Männern auffallend überein (Püschel).

Tabelle 157. Vitalkapazität beim Kinde nach Püschel. (n) = Anzahl der Fälle.

Alter Jahre	Vitalkapazität (Bestluft)		
	Schulmädchen ccm	Mädchen a. d. Klinik ccm	Jungen a. d. Klinik ccm
5	—	—	(2) 1040
6	—	—	(2) 1115
7	(2) 1645	(3) 1573	(4) 1395
8	(2) 1505	(5) 1682	(1) 1580
9	(5) 1812	(3) 1767	(3) 1947
10	(4) 1772	(3) 1767	(5) 2114
11	(9) 2078	(1) 2110	(4) 2178
12	(5) 2402	(4) 2232	(7) 2546
13	—	(2) 2550	(2) 2375
14	(3) 2567	(1) 2730	—

---

[1]) Methodik s. Beneke S. 4.

Das Wachstum der Lungen.

Die Füllung der Lunge des Neugeborenen mit Luft, die mit einer Raumgrößenzunahme und wegen der reichen Blutfülle auch mit einer Gewichtszunahme verbunden ist, stellt kein eigentliches Wachstum vor. Das unmittelbar danach einsetzende Wachstum, nach dem Gewicht beurteilt, zeigt folgendes Verhalten.

Es steigt im 1. und 2. Jahre mit der Körperlänge steil an (erster Hauptabschnitt), um von da ab bis zum 10. Jahre schwächer anzusteigen (zweiter Hauptabschnitt). Dieser Anstieg läßt ein anfängliches (zufälliges?) stärkeres Nachlassen im 3. bis 4. Jahre als Nebenerscheinung erkennen (Abb. 381).

Einen besonders steilen Anstieg enthalten nach Gundobin die ersten drei Monate. Das tritt auch auf der Kurvenabbildung 381 nach Coppoletta und Wolbach sehr schön hervor. Der Anstieg der ersten zwei Jahre stimmt im großen und ganzen auch mit der Zunahme des Herzens überein, ist aber steiler als dieser. Er stimmt ferner gut mit dem Längenwachstum des Körpers überein.

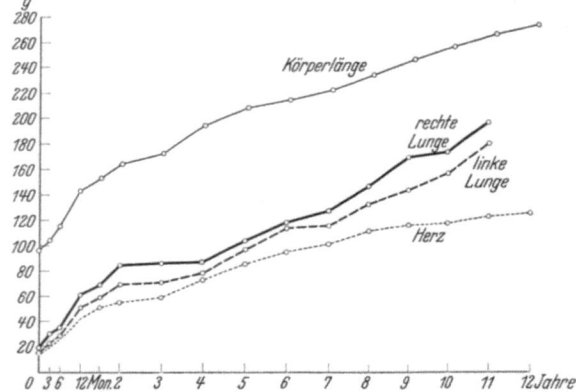

Abb. 381. Wachstum (Gewichtszunahme) der rechten und linken Lunge bis zum 11. Jahre. Oben Zunahme der Körperlänge. Unten Wachstum (Gewichtszunahme) des Herzens. Mit veränderter Zusammenstellung nach Coppoletta und Wolbach.

Als dritter Hauptabschnitt ist der Anstieg zwischen 13 und 16 Jahren in der Periode der Geschlechtsreife zu verzeichnen (Gundobin). Ob man auf der Kurve Abb. 381 in dem im 11. Jahre beginnenden Anstieg schon einen Beginn des Reifeanstiegs erblicken darf, erscheint zweifelhaft.

Die an der Lunge gut unterscheidbaren Hauptabschnitte des Wachstums ließen sich auch an den Bronchen und der Luftröhre des Kindes, wenn auch oft weniger deutlich, erkennen (S. 587).

Gundobin unterscheidet 2 Perioden stärkeren Wachstums, von denen er die erste mit den 3 ersten Lebensmonaten endigen läßt.

Auf Grund von Weseners Bestimmungen der Raumgröße (des anatomischen Volumens) der Lunge ergibt sich nach obenstehender Übersicht folgender Verlauf. Am Ende des 1. Lebensjahres haben die Lungen um wenigstens das Dreifache ihres Anfangsvolumens nach erfolgter Luftfüllung zugenommen (von 64 auf etwa 210). Das bedeutendste Wachstum liegt schon in den ersten 3 Monaten, in denen die Raumzunahme nicht ganz das Doppelte beträgt (von 64 auf etwa 110). Die restliche Zunahme des 1. Jahres verteilt sich auf die dreifache Zeit. Nach dem 1. Lebensjahre folgt eine mäßigere Zunahme bis etwa zum 4. Jahre und darauf eine geringe Zunahme bis zum Beginn der Reife. In der Reifezeit nimmt die Zunahme der Raumgröße einen zweiten starken Aufschwung.

Die Zahlen für die Raumgröße nach Aeby lassen einen Abschnitt stärkeren Wachstums in der zweiten Hälfte des 1. Lebensjahres und einen zweiten in der Pubertät erkennen. Zahlenmäßig hat sich nach Aeby die Lunge am Schluß des 1. Lebensjahres auf etwa den vierfachen Umfang von dem des Neugeborenen vergrößert, und bis zum 8. Jahre auf das Achtfache. Weiterhin schreitet sie bis zum Reifebeginn nur bis zum Zehnfachen der anfänglichen Raumgröße fort.

In der Reife selbst erreicht sie dann den zwanzigfachen Wert des Neugeborenen und verdoppelt sich ungefähr gegenüber dem Reifebeginn.

Abweichend von den Ermittlungen nach dem Gewicht und den der Raumgröße nach Wesener sind nach Aeby die geringen Fortschritte in den ersten auf die Geburt folgenden Monaten, während gerade die ersten 3 Monate nach den anderen Untersuchern den stärksten Anstieg des Wachstums erkennen lassen. Es liegen aber nur sehr wenig Zahlen für das 1. Lebensjahr vor und sie zeigen bis auf eine niedrige Varianten. — Die Raumgrößenzunahme am Ende des 1. Lebensjahres beträgt nach Aeby das Vierfache, nach Wesener das Dreifache.

Engel wie Zeltner geben abgerundete Zahlen nach Aeby und nach Wesener.

Für das ganze Kindesalter vom Neugeborenen mit luftgefüllter Lunge bis zum 15jährigen steigt nach Wesener die Zunahme von 64 auf 771 ccm, nach Aeby von 67 auf 663.

Das Verhalten der Raumgröße (stärkster Anstieg) in den ersten 3 Monaten deckt sich mit den Ergebnissen auf Grund der Gewichtsbestimmungen. Der gesamte erste steile Anstieg liegt für das Gewicht im 1. und 2. Jahre, womit sich das obige Ergebnis nach der Raumgröße nicht ganz deckt. Das längere Nachlassen des Wachstums bis zum Reifebeginn ergibt sich auch für das Gewicht (Tabelle 153 u. 154), die oberen Grenzen dieses Abschnittes können auf Übereinstimmung nach den beiden Methoden auf Grund der vorliegenden Bestimmungen nicht genau geprüft werden. Unter anderem reichen die Gewichtsbestimmungen von Coppoletta und Wolbach nur bis zum 11. Jahre. Der Reifeanstieg ergibt sich nach dem Volumen ebenso wie nach dem Gewicht (Tabelle 157).

Rechte und linke Lunge, Lungenlappen, Lungenspitze.

Es ist die Frage aufgeworfen worden, ob beide Lungen gleichmäßig zunehmen oder nicht. Der Raumgröße nach ist die linke Lunge auch beim Neugeborenen und Kinde kleiner als die rechte (Abb. 365), und zwar etwa um $1/5$ (Engel). Engel gibt für das Alter von 1—18 Monaten im ganzen 5 Zahlen an, deren Unregelmäßigkeit keinen Aufschluß über eine Änderung dieses Verhältnisses mit dem Alter beim Kinde gestattet.

Zufolge der Angaben Aebys und nach Gundobin wachsen beide Lungen gleichmäßig und ihr Gewichtsverhältnis bleibt konstant. Nach älterer Ansicht von Vierordt sollte das Wachstum der rechten Lunge verhältnismäßig hinter dem der linken zurückbleiben. Nur im

Tabelle 158. Zahlen zur Raumgröße der rechten und linken Lunge nach Engel.

Alter in Mon.	Raumgröße		Differenz in Anteilen der rechten Lunge	
	rechts	links	absolut	prozentisch
1	62	48	14	22,6
2	53	45	8	15,1
4	60	45	15	25,0
8	112	79	33	29,5
18	250	210	40	16,0

Alter von der Geburt bis zu 3 Monaten erweist sich nach Gundobin die rechte Lunge relativ schwerer als die linke. Nach den Zahlen von Coppoletta und Wolbach ergibt sich kein Zurückbleiben der linken Lunge.

Das anteilige Gewicht (am Körper, meist relatives Gewicht genannt) bleibt im Kindesalter konstant und beträgt $1/43$ bis $1/59$ des Körpergewichts (Gundobin). Wenn Gundobin daran die Annahme anschließt, daß das Wachstum der Lunge sich gleichmäßig, ebenso wie das des ganzen Körpers vollzieht, so ist zu bemerken, daß diese Zahlen dem anteiligen Gewicht doch noch eine gewisse merkliche Schwankungsbreite gestatten. Das Bezugsgewicht der Lungen auf Körperlänge verändert sich jedenfalls nicht unerheblich zwischen 2 und

11 Jahren, wie die Vergleichung der Lungenkurven mit der Längenwachstumskurve erweist.

Die Größenverhältnisse der einzelnen Lappen zueinander ändern sich während des Kindesalters erheblich. Abb. 365.

Beim Neugeborenen ist nach Gundobin links der Unterlappen erheblich größer als der Oberlappen, während beide Lappen beim Erwachsenen gewöhnlich einander gleich sind.

Auch rechts ist der Unterlappen beim Neugeborenen größer als der Oberlappen. Der Mittellappen steht an Größe dem Oberlappen wenig nach. Daher macht der Unterlappen fast die Hälfte der ganzen Lunge aus. Die Besonderheiten gleichen sich schon zu Ende des 1. Lebensjahres aus (Aeby, Gundobin, Engel).

Von besonderen Teilen der Lunge berühre ich noch die Lungenspitze und ihre Lage. Sie ist nach Arbeiten aus letzter Zeit bei Kindern und Erwachsenen anders gelagert, als noch vor einigen Jahren angenommen wurde. Nach bisheriger Darstellung überragt sie beim Säugling nicht den Brustbeinansatz der ersten Rippe. Im 3. Jahre reicht sie über die obere Brustöffnung hinaus. Im übrigen liegt sie beim älteren Kinde ungefähr in Höhe der dorsalen Teile der ersten Rippe (Gräper, dies. Handb. I).

Für ältere Kinder dürfte von der röntgenologischen Lageschilderung von Bönniger auszugehen sein. Die Untersuchungen beziehen sich auf ältere Kinder und auf Jugendliche bis Anfang der 20er Jahre. Man ist daher wohl berechtigt, die Beschreibung für den Zustand am Ende der Kindheit und der Reifung als gültig anzusehen. Bönniger bezieht sich unmittelbar auf die Pleurakuppel, außerdem aber auch auf die Lungenspitze. Wenn beides auch natürlich nicht identisch ist, so darf man doch wohl bei einer Lageschilderung die Pleurakuppel der Oberfläche der Lungenspitze ohne merklichen Fehler gleichsetzen.

Danach liegt die Wölbung der Pleurakuppel nicht wie bisher angenommen (Hyrtl, Kopsch, Spalteholz, Corning, van Nooten u. a. für Erwachsene) in der oberen Brustöffnung, und auch nicht etwa in Höhe der Oberkante der dorsalen Teile der ersten Rippe, sondern nicht selten unterhalb des hinteren Teiles der zweiten Rippe und rückwärts, also dorsal, von einer durch den hinteren Abschnitt der ersten Rippe gelegten frontalen Ebene. Eine an der uneröffneten Leiche am vorderen Rande des hinteren Teiles der ersten Rippe und etwa am Übergang des Halses der ersten Rippe parallel zur Körperachse eingestochene Nadel trifft die Lunge stets erheblich unterhalb und vor der Lungenspitze (Bönniger). Die Begrenzung der Lungenspitze im Röntgenbilde kann die einfache Kuppelform zeigen oder auch doppelbogenförmig sein, wobei die Bögen sich zum Teil überschneiden.

Meistens liegt die normale Pleurakuppel im Schatten der zweiten Rippe, zuweilen oberhalb, zuweilen unterhalb der zweiten Rippe. Selten reicht sie bis an die erste Rippe oder geht über den unteren Rand der ersten Rippe hinaus. Relativ häufig reicht sie nicht bis zur zweiten Rippe hinauf. Dann erscheint die Kuppel als sog. Begleitschatten der zweiten Rippe (Albers-Schönberg).

Erste und zweite Rippe können sich auf dem Bilde soweit decken, daß der untere Rand der zweiten Rippe nicht weit vom unteren Rand der ersten entfernt ist. Bis an das Köpfchen der ersten Rippe reicht die Pleura niemals heran. Dazwischen liegt immer eine verschieden starke, aber niemals fehlende Fettschicht. In geringerem Grade ist es eben so bei der zweiten Rippe. Auch das dritte Rippenköpfchen ist nicht direkt von der Pleura überzogen. S. Anmerkung.

Anmerkung. Wegen des sogenannten Lobus venae azygos vermag ich nur auf einige neuere Schriften zu verweisen: Debré et M. Mignon, Müller u. Weber, Nelson and Simon, Orosz. Hier weitere Schriften. — Schriften zur Lungenspitze s. Bönniger.

Alveolen, Weiterentwicklung und Bau der Lunge beim Kinde.

Nach älterer, noch in neueren maßgebenden Darstellungen (Brock, Engel) vertretener Ansicht ist der Bronchialbaum bis in die Endabschnitte zur Zeit der Geburt fertig ausgebildet (Kölliker, His, Aeby u. a.). Auch die Lungenbläschen (Alveolen) sind schon alle in der oben angegebenen Anzahl vorhanden. Höchstens kann sich ihre Anzahl im späteren Leben nach Magendie (zit. nach Gundobin) verringern. Allenfalls kommt eine geringe Anzahl von Alveolen nach der Geburt hinzu, die an der Wand der respiratorischen Alveolen entstehen (Scammon). Das Wachstum während der Kindheit beruht also danach nur auf dem Wachstum der vorhandenen Bronchen und allmählicher Erweiterung und Vergrößerung der Alveolen, deren Zahl beim Erwachsenen dieselbe bleibt wie beim Neugeborenen. Über ihre Größenzunahme während der Kindheit und später geben nebenstehende Zahlen nach Rossignol Auskunft, die an aufgeblasenen und getrockneten Lungen ermittelt sind.

Tabelle 159. Zunahme der Durchmesser der Alveolen nach Rossignol (1846).

Alter	Mittlerer Durchmesser der Alveolen mm
Neugeborene, die nur einige Stunden geatmet hatten	0,05
1—1½ Jahre	0,10
3—4 ,,	0,12
5—6 ,,	0,14
10—15 ,,	0,17
18—20 ,,	0,20
25—40 ,,	0,20—0,25

Nach dieser Übersicht sind also die Alveolen eines jugendlichen Erwachsenen im Durchmesser etwa viermal so groß als die des Neugeborenen.

Broman machte zuerst darauf aufmerksam, daß z. B. die rechte Lunge eines jugendlichen Erwachsenen nur etwa doppelt so große Alveolen hätte als die eines 3tägigen Kindes, während sie etwa viermal so lang war. Es müssen also nach der Geburt dauernd neue Alveolen gebildet werden. Früchte aus dem Anfang der zweiten Hälfte der Schwangerschaft besitzen nach Broman noch kein aus Alveolen gebildetes Lungenparenchym. Ihre aufblasbaren, bis zur Lungenoberfläche reichenden vorläufigen derzeitigen Endverzweigungen sind erweiterte Bronchuli, die im Begriff sind, sich weiter zu verzweigen. Frühgeburten aus diesem Alter, die am Leben bleiben, dürften also ihr ganzes atmendes Lungenparenchym erst nach der Geburt entstehen lassen[1]). Anfangs atmen sie mit ihren Bronchulen, wie es die Beuteljungen von Echidna und Opossum regelmäßig tun (Broman). (Abb. 382 u. 383.)

Die Alveolen wachsen nicht als Seitenzweige der letzten Bronchulen aktiv aus, ihre Entstehung erfolgt durch Gewebsumbau (Differenzierung) an umschriebenen, hierfür durch die Wandbeschaffenheit schon vorbereiteten Stellen[2]). Bei der Verstärkung der Wand werden diese Stellen ausgespart. Der entstehende Wandbelag durch Muskelzellen bleibt hier nach Broman aus. Er umgeht die Alveolen, wie es auf Abb. 390 nach Baltisberger veranschaulicht werden kann. Hier bedarf jedoch die Darstellung Bromans noch einer Ergänzung. Denn auch das elastische Gewebe ist bei der Abgrenzung der gleichen Felder beteiligt, wie man im Ergebnis an den Septa interalveolaria erkennt. Ferner folgt Broman

---

[1]) Bender sieht jedoch in den Bromanschen Präparaten Kunstprodukte mit teils emphysematisch aufgetriebenen Endabschnitten, teils danebenliegendem atelektatischem Parenchym.

[2]) Man darf sie also nicht als Adenomeren oder Pneumonomeren auffassen. Nach Bender sind die Alveolen jedoch gewebliche Einheiten (Pneumonomeren), die sich physiologisch ausdifferenzieren, entsprechen also den wechselnden Scheitelknospen bei der Bildung des Bronchalbaumes, die ihrerseits Adenomeren im Sinne M. Heidenhains sind. Bezieht sich auf Früchte bis zum Neugeborenen.

einer rein mechanischen Lungenbläschenbildungstheorie. Bei der ersten Einatmung treibt nach ihm der Luftdruck die schwachen Stellen buchtig vor. Die Alveole in ihrer halbkugeligen Form entsteht nach ihm erst beim Neugeborenen durch die Atmung. Die Annahme der endgültigen halbkugeligen Form erst bei der Luftfüllung ist gewiß zutreffend und ich möchte sie übernehmen. Die Bläschen sind aber, wie die Forschungen der folgenden $1^1/_2$ Jahrzehnte gezeigt haben, schon in den letzten Fruchtmonaten vorgebildet und nur noch sozusagen zusammengefaltet. Näheres S. 578. Wenn man in diesem Punkte Broman heute nicht mehr folgen kann, so bildet dagegen seine Auffassung der Umbildung und Neubildung des respiratorischen Parenchyms während der Kindheit einen Wende-

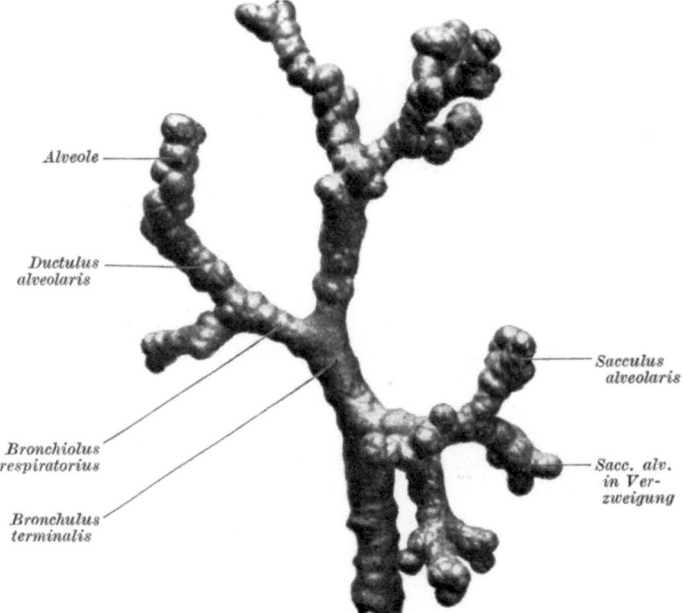

Abb. 382. Metallkorrosion von den feinsten Bronchalzweigen eines etwa 11 Jahre alten Kindes. 9 mal vergrößert. Nach Broman.

punkt in der Erforschung des Lungenwachstums. Heiss (1936) nennt es unbestritten, daß der Erwachsene mehr Alveolen hat als der Neugeborene.

Die Alveolengänge sind beim Erwachsenen nicht länger als beim Neugeborenen. Nach der Geburt entstehen dauernd neue Alveolengänge und Alveolensäckchen. Dieser Vorgang ist noch an einem Metallausguß der feinsten Bronchalverzweigungen eines etwa 11 Jahre alten Kindes (Abb. 382) zu erkennen. An Neugeborenen kann man 18—19 Verzweigungsgenerationen einschließlich der mit Alveolen besetzten, zählen, an Erwachsenen ebensoviel ohne diese. Die früheren Alveolengänge werden unter Kaliberzunahme durch gleichzeitige durchgehende Wandsverstärkung zu Bronchulen. Als Zwischenstufe entstehen, wenn einige Alveolenbezirke noch nicht von Muskelschichten überdeckt sind, Bronchuli respiratorii[1]). Folgen in der Endverzweigung einer Kinderlunge 2—3 sich ver-

---

[1]) Heiss glaubt jedoch (1936) im Gegensatz zu Broman nachweisen zu können, daß an den in die Länge wachsenden Bronchuli terminales sekundär alveoläre Ausbuchtungen entstehen und daß „die Enden des Bronchalsystemes teilweise gewissermaßen alveolisiert und in das alveoläre Parenchym einbezogen werden".

zweigende respiratorische Bronchulengenerationen aufeinander, so besitzt immer der älteste Gang die niedrigsten Alveolen. Die zuerst gebildeten Alveolen verschwinden also wieder. Bronchuli respiratorii sind beim Neugeborenen selten.

Neue Gänge und neue Säckchen entstehen nach Broman vor allem durch zentrifugales Auswachsen neuer Sprossen, jedoch hält er auch Aufspaltung nach Art der Heidenhainschen Adenomeren für möglich.

Auch nach den Ergebnissen von Willson ist der Luftröhrenbaum des Erwachsenen nicht das vergrößerte Abbild des Luftröhrenbaumes des neugeborenen Kindes. Vergleicht man das Verhalten entsprechender Bronchulen bei Frühgeburten von $6^{1}/_{2}$ Monaten mit denen eines Kindes von 13 Jahren, so ergibt sich ein solcher Unterschied in der Mannigfaltigkeit der Verzweigung, daß die Annahme einer Weiterentwicklung nach der Geburt begründet erscheint, und zwar unter Bildung neuer Zweige des Bronchialbaumes im Acinus des Neugeborenen. Hierfür kommen nach Willson zentrifugale Prozesse in Frage (Abb. 384).

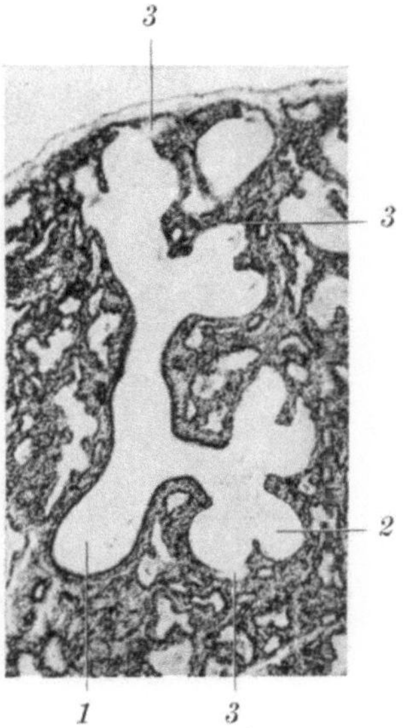

Mit der Annahme der Bildung neuer Bronchalbaumverzweigungen stimmt das Verhalten des Bindegewebes überein. In der Lunge von Frühgeburten von $6^{1}/_{2}$ Monaten liegt zwischen den lufthaltigen Räumen eine größere Menge Bindegewebe, als man auf irgendeinem Stadium nach der Geburt findet. Ebenso findet man im allgemeinen in der Lunge eines 5 Tage alten Kindes zwischen den Lufträumen (air spaces) eine größere Ansammlung von Bindegewebe als auf späteren Stadien.

Entgegen den Erwartungen weisen nach Willson Schnitte, die bei gleicher Vergrößerung gezeichnet wurden, bei Kindern von 7 und weniger Jahren ein großblasigeres Aussehen auf als mit 14 Jahren. Die Lufträume sind bei den jüngeren Kindern geräumiger. Es kann nach ihm kein Zufall sein, daß trotz Abweichungen untereinander alle Lungen vom Säugling bis zum 7 Jahre alten Kinde großblasiger auf den Schnitten erscheinen als die Lungen des 13jährigen. Wenn ferner die Lufträume bei Kindern von 7 Jahren in den meisten Fällen größere Ausmaße aufweisen und immer verhältnismäßig weiter sind als mit 13 Jahren, so müssen von diesen Räumen kleinere abgeteilt worden sein. Das geschieht durch Einwärtsfaltung der Wände. Neue Alveolen bilden sich, und zwar durch zentripetale Prozesse (Willson). (Abb. 384.

Abb. 383. Schnitt durch die Lunge eines etwa 30 cm langen menschlichen Fetus, der 3 Tage lang gelebt hatte. *1* = Zuführender Bronchulus, *2* = blasenförmig aufgetriebener Endzweig. *3* = blasenförmige Endzweige mit beginnender weiterer Verzweigung. Etwa 34fach. Nach Broman.

Wo die Grenze für die Weiterentwicklung nach der Geburt anzusetzen ist, läßt sich noch nicht sicher sagen. Sie muß zwischen 7 und 13 Jahren liegen. Jedenfalls ist die Lunge eines Erwachsenen nicht mannigfaltiger zusammengesetzt als die eines Kindes in diesem Alter.

Hier treten erst wenige Jahre zurückliegende Ergebnisse von Strukow in die Lücke ein. Er bildet, ähnlich wie Broman, einkammerige Sacculi mit spärlichen Alveolen in der kindlichen Entwicklungsperiode ab. Ferner beschreibt er die Umwandlung knorpelloser Bronchuli. Ihre Muskulatur und das peribronchale Gewebe entwickelt sich stark bis zum 3. Jahre, dann wird die Muskelschicht etwas dünn und der gewöhnliche Bau solcher Bronchuli ist nach dem 6. Jahre erreicht. Diese Vorgänge bringt Strukow mit den Verschiebungen des Bronchensystems im Bromanschen Sinne in Verbindung. Endlich ergänzt Strukow die Willsonschen Altersangaben durch Aufstellung bestimmter Ausbauabschnitte („Differenzierungsperioden"). Der erste Abschnitt reicht von der Geburt bis zum 2. Jahre. Ihn kennzeichnet das Vorherrschen einkammeriger

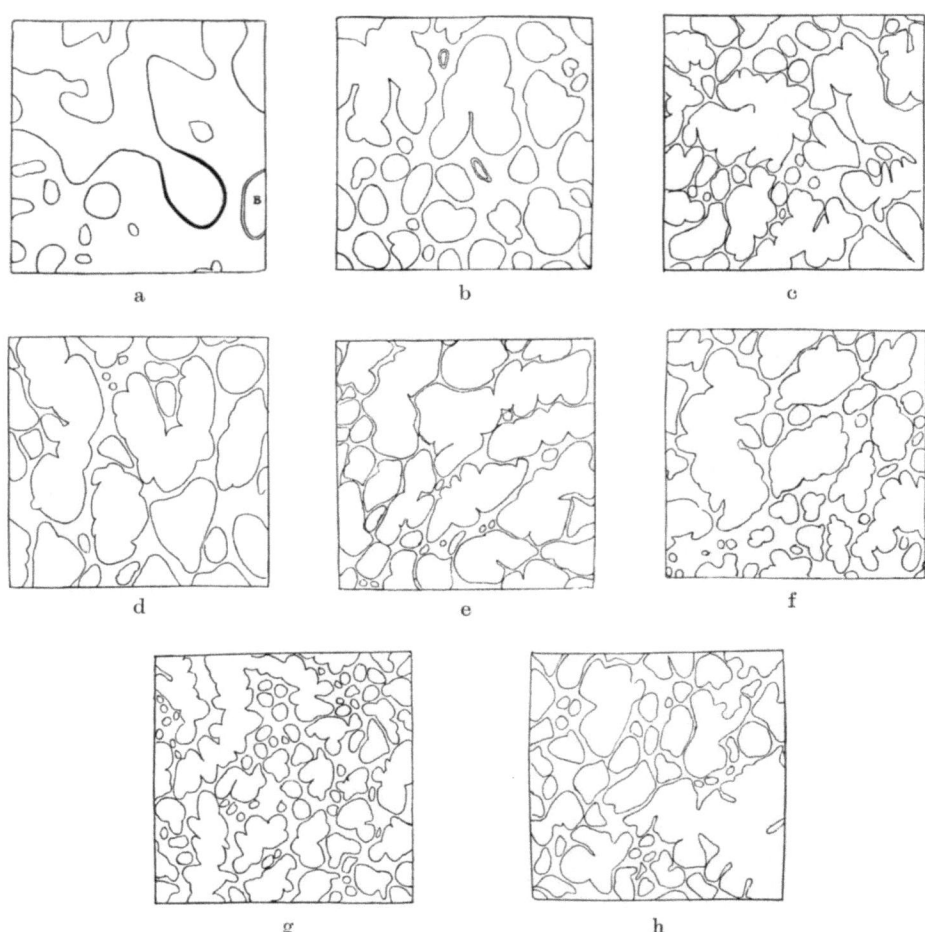

Abb. 384 a—h. Lungenschnitte von Frühgeburten, Kindern und Erwachsenen. Sie stellen die lufthaltigen Räume bei gleicher Vergrößerung dar. — a) Frühgeburt von $6^1/_2$ Monaten, 5 Tage alt, b) 5 Tage alter normaler Säugling, c) 5 Monate alter Säugling, d) 11 Monate altes Kind, e) $3^1/_2$ Jahre altes Kind, f) 7 Jahre altes Kind, g) 13 Jahre altes Kind, h) Erwachsener. Etwa 66fach. Nach Willson.

Sacculi mit Muskelschicht in ihrer Wand und Alveolargänge mit glatten Wänden. Der zweite Abschnitt reicht etwa vom 2.—4. Lebensjahre. Die Grenzen sind an zwei Stellen verschieden angegeben. In diese Zeit fällt hauptsächlich eine starke Entwicklung der knorpellosen muskulären Bronchen sowie des peribronchalen und des darin eingeschlossenen lymphoiden Gewebes. Der dritte Abschnitt zeigt bei 6—7 Jahre alten Kindern auch noch einkammerige, aber schon muskelfreie Säckchen, im übrigen aber schon im wesentlichen den Acinusbau des Erwachsenen.

Der vierte Abschnitt ist eine reine Wachstumsperiode und reicht bis zum 12. Jahre. Der Grad des Ausbaues der einzelnen Gänge entspricht dem Erwachsenen.

Ich habe die Begründung der Ansichten in dieser wichtigen Frage auch durch die Wiedergabe der Abbildungen, auf welche die Verfasser sich stützen, verdeutlicht. Für die Folge könnten nochmalige Messungen und Zählungen der Zweigfolgen die Feststellung der Anzahl der Acini innerhalb des einzelnen Läppchens nebst ihrer Zusammensetzung und, wenn möglich, Korrosionspräparate und Rekonstruktionen wesentlich zur Beseitigung von Zweifeln beitragen. Es ist leider nicht möglich, dies innerhalb der zeitlichen und räumlichen Begrenzung eines Handbuchbeitrages durchzuführen. — Zum Schluß gebe ich einwandfreie Lichtbilder aus der Lunge eines älteren Säuglings und eines Erwachsenen wieder, wozu mir die Präparate von

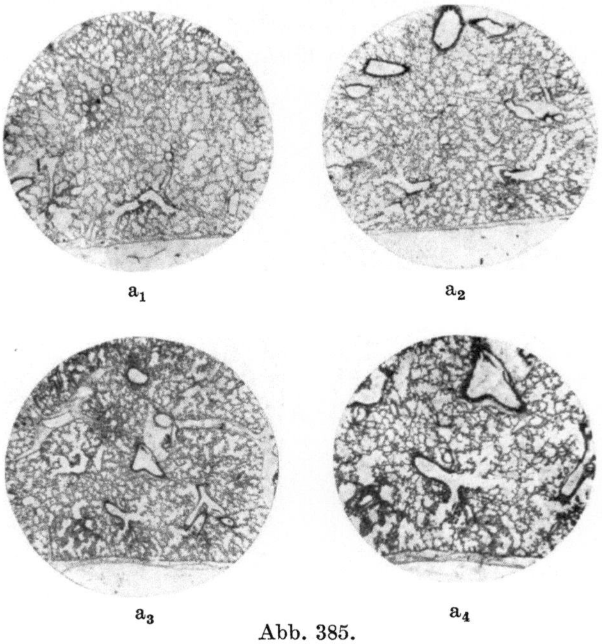

Abb. 385.

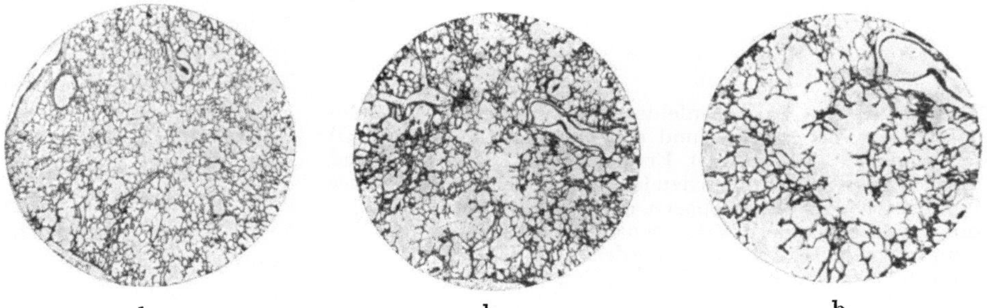

Abb. 386.

Abb. 385 und 386. Übersichtsschnitte durch Lungen. Abb. 385: Lunge eines älteren Säuglings, Abb. 386: Lunge eines Erwachsenen. a_4 und Abb. 386 b_3 fast 10mal vergrößert, alle übrigen Abbildungen fast 5mal. Lichtbilder. Nach Präparaten von Loeschcke.

Herrn Professor Loeschcke freundlichst zur Verfügung gestellt wurden. Sie zeigen weit kleinere Alveolen und Säckchen beim Säugling, was von Willsons Bildern abweicht (Abb. 385 u. 386).

Die Läppchenfelder des Neugeborenen sind kleiner als die des Erwachsenen (Abb. 387). Die Durchmesserzahlen von Rauber-Kopsch, 5—12 mm für die Erwachsenen, sind von denen von Broman, 4,5—9 mm bei der Geburtsreife, nicht unbeträchtlich verschieden.

Man sieht ferner innerhalb eines Läppchenfeldes des Neugeborenen unvollkommen durchgehende oder nur etwa eben beginnende Scheidewände, und zwar wie mir scheint, in größerer Anzahl und in mehr Läppchen, als beim Erwachsenen (Abb. 387).

Nach Flächenzeichnungen von einer ausgetragenen Totgeburt (Neugeborene mit entfalteten Lungen standen mir nicht zur Verfügung) sind die Läppchenfelder des Erwachsenen linear fast doppelt so groß wie beim Neugeborenen vor der Atmung. Ferner hat Herr Dr. Kiesselbach für diesen Beitrag entsprechende Flächen an der Totgeburt und am Erwachsenen ausgezählt und folgende Werte gefunden: Links für die hintere Fläche des Oberlappens 132 Felder bei der Totgeburt und 458 beim Erwachsenen; die entsprechenden Werte links für die untere Fläche des Unterlappens sind 117 und 316, links für die vordere Fläche des Oberlappens 170 und 409, und schließlich rechts für die untere Fläche des Unterlappens 193 und 552. In runden Zahlen ergibt sich daraus für die Lungenoberfläche eine Verdreifachung der Lungenfelder oder wenigstens eine Vermehrung auf das anderthalbfache. Die einfachste Erklärung dafür ist die Annahme der Vermehrung der Läppchenbronchen auf das $2^{1}/_{2}$—3fache der Anzahl beim Neugeborenen und die dazugehörige Sonderung ihrer Verzweigungsgebiete. Beweisen kann man den Vorgang freilich auf diese Weise nicht. Es würden dann im Sinne Bromans Bronchuli zu Läppchenbronchen werden müssen.

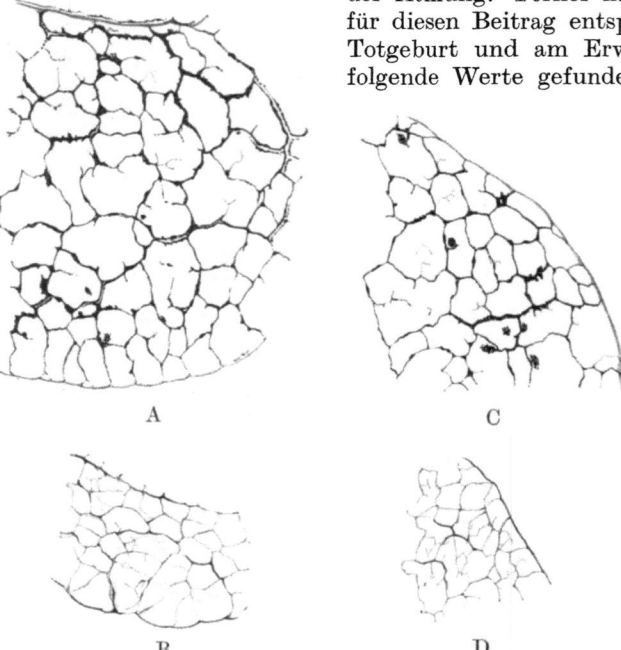

Abb. 387 A—D. Läppchenfelderung der Lunge des Neugeborenen vor der Atmung und des Erwachsenen. B) und D) Neugeborener, A) und C) Erwachsener. B) und A) sind möglichst genau entsprechende Teile von der Mitte der Vorderfläche des Mittellappens und reichen vom oberen bis zum unteren Rande des Lappens. C) und D) sind ebenfalls entsprechende Teile von der Vorderfläche des rechten Oberlappens im oberen Drittel. Die rein bindegewebigen Scheidewände sind grau, das abgelagerte Pigment tiefschwarz. $^{1}/_{2}$ der nat. Größe.

Je nachdem die obigen Entwicklungsstufen ihren gewöhnlichen Ablauf nehmen oder zu verschiedenen Zeiten gehemmt werden, unterscheidet Strukow den normalen, den puerilen und den teilweise infantilen Strukturtyp. Die beiden letzten gehören natürlich der Pathologie an. Solche Typen bringen Strukow und Stefko mit verschiedenen Formen von Lungenentzündung in Verbindung. (Vgl. S. 565.)

Baulich sei hier noch bemerkt, daß Kinder weite Bronchen haben (Loeschcke, Strukow). Ferner haben die intrapulmonalen Bronchen der Kinderlunge dünne Wände mit wenig Drüsen (Thaysen nach Strukow). In der Kinderlunge besteht eine größere Weite des rechten Bronchus und ein geraderer Weg von der Luftröhre in die Hauptbronchen als später (Strukow).

Das interlobuläre Bindegewebe, die Läppchenscheidewände (Septen) und das Bindegewebe zwischen den Alveolengängen und -säckchen ist beim Kinde reichlicher als später und tritt mit zunehmender Verästelung zurück. Seine anteilige Abnahme geht aber mit einer Ausbildung neuer Septen, also einer anderen Verteilung des Gewebes einher.

Die Bedeutung der neueren Auffassung von der Weiterentwicklung der Lunge während der ganzen Kindheit liegt auf der Hand. Die Lunge erhält damit eine ausgedehnte Grundlage und Bereitschaft für Leistungsanpassungen (funktionelle Anpassung). Für atmendes Gewebe, das durch Erkrankungen verlorengegangen war, bietet sich Ersatz durch kompensatorisches Emphysem beim Erwachsenen. Die kindliche Lunge bietet wie Lungen junger Kaninchen (Tiemann) die Bildungsmöglichkeit neuer Alveolen.

Nach Substanzverlust durch Erkrankungen wird vor allem die Regeneration einen Ersatz schaffen. Von der Regeneration der Alveolarauskleidung gibt beispielsweise Abb. 394 eine Vorstellung.

Die Schriften und Ansichten über das Vorkommen von Poren in den Alveolenzwischenwänden bei Tieren und Menschen sind bei Josselyn zusammengestellt. Von den neuesten Berichtern sehen sie Ogawa (Tiere) und Seemann als normal vorkommende Bildungen an. Die Poren finden sich nach Josselyn bei jungen Tieren spärlich, bei älteren zahlreicher. Sie verdanken ihr Dasein nach ihm den täglichen Schädigungen. Bei Kindern erkennt man sie in pneumonischen Lungen an den hindurchziehenden Fibrinfäden.

Blutgefäße, Lymphgefäße, Lymphknoten.

Fetale Lungenschlagadern und -venen sind typisch verschieden. Nach der Geburt wird der Schlagaderbau den Venen infolge des niederen Blutdrucks und der beide treffenden Atmungsdruckschwankung ähnlich (Linser). Nach Gundobin ist das Lungencapillarsystem beim Säugling gut, die großen Gefäße schwach entwickelt.

Für die klinisch so wichtigen Lymphknoten der Lunge ist in der Hauptsache auf die Literatur und für ihre Darstellung vom Standpunkt der Röntgenologie auf Grävinghoff (Bd. I, S. 455) hinzuweisen. Eine systematische Darstellung, die im allgemeinen mit einer Darstellung für den Erwachsenen sich decken würde, kann in dem für das Handbuch gültigen Rahmen nicht gegeben werden. Es sei daher nur das für die Kinderheilkunde Wichtigste hervorgehoben und im übrigen neben Grävinghoff auf die folgenden Schriften verwiesen: Sukiennikow, P. Bartels, A. Schwartz, Most, Poupardin, Rouvière, Stephan Engel, R. Steinert (9 topographische Einzelabbildungen), Soccorso Tecce.

Der Lage nach stehen die bronchalen Lymphknoten in der Hauptsache [Engel, Beitzke[1])], jedoch nicht unbedingt (Steinert, Löschcke), zu den Lungenschlagaderästen in näherer Beziehung als zu den Bronchen. Die ältere Darstellung ihrer ausschließlichen Angliederung an den Bronchalbaum (Sukiennikow) ist daher aufzugeben. Nur die Ln. tracheobronchales und die Ln. bifurcationis liegen unbestreitbar der Luftröhre und den beiden Bronchen an.

Die in Betracht kommenden Gruppen sind nach Plattenrekonstruktion und nach Präparation von Säuglingslungen auf dem Engelschen Schema Abb. 388 dargestellt. Die (A) Ln. tracheobronchiales sind als Ln. tracheobronchiales craniales (dextrae et sinistrae) und als Ln. tracheobronchiales caudales (B) (= Lgl. bifurcationis) zu bezeichnen unter Berücksichtigung der neuen N.A. Die Ln. tr.br. (craniales N.A.) dextrae sind ohne weiteres verständlich[2]).

---

[1]) Beitzke siehe bei Steinert.
[2]) Die eigentlichen Ln. tracheobr. cran. sinistrae sind in Abb. 388 nicht eingezeichnet. — N.A. = Nomina anatomica 1936.

Die Ln. tracheobronchiales (craniales N.A.) sinistrae sind nach den Präparationen an Säuglingen (Engel) nur als eine kleine Gruppe wirklich im tracheobronchalen Winkel zu suchen. Die beiden anderen zugehörigen Untergruppen liegen als (C) Ln. Aortae auf diesem Gefäß und als (D) Ln. ductus Botalli auf dem arteriellen Gang (Abb. 388 I). Am besten ist daher (Verfasser) die Bezeichnung (A) Ln. trach.-bronch. sinistrae zwar in einem engern Sinne auf die kleine linke Gruppe zu beschränken und den (C) Ln. Aortae sowie den (D) Ln. ductus Botalli ihren neuen Namen zu lassen. Es empfiehlt sich aber, alle drei als Ln. tracheobronchales craniales sinistrae zusammenzufassen. Die Ln. tr.br. cran. sin. umfassen dann 3 Untergruppen: Ln. tr.br. sin. sensu strictiori, Ln. Aortae und Ln. ductus Botalli.

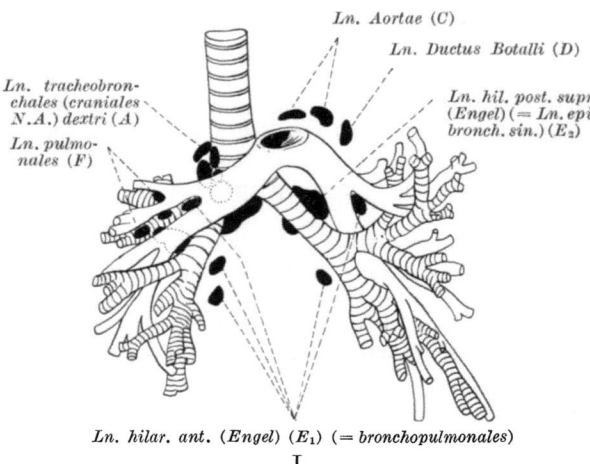

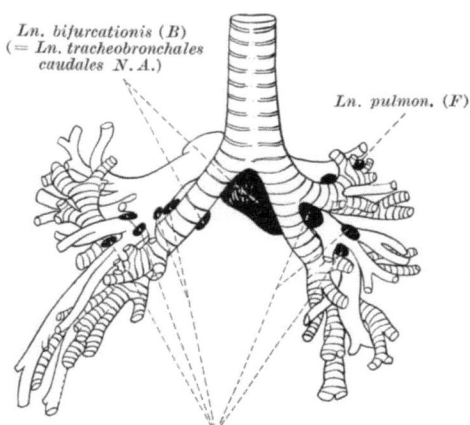

Abb. 388. Lageschema der Lymphknoten nach Säuglingspräparaten. I von vorn, II von hinten. Nach Engel. — Die großen Buchstaben verweisen auf den Text. Wegen der Ln. tracheobr. craniales sinistrae siehe Text. Für Lgl. ist Ln. (N.A.) gesetzt.

Die (E) bronchopulmonalen Lymphknoten (Bartels, Sukiennikow und N.A.) will Engel durch Hiluslymphknoten, (E_1) Ln. hilares ant. dext. et sinistrae und (E_2) Ln. hil. post. dextrae et sinistrae, ersetzen. Die Ln. hil. posteriores (dextrae et sinistrae) werden außerdem als interlobares von Engel bezeichnet. Da endlich, entsprechend den Ln. pulmonales bei Bartels, noch kleine und kleinste intrapulmonale, peribronchale und perivasculäre Lymphknötchen unterschieden werden (z. B. bei Steinert), so sind diese als (F) pulmonales (Bartels, Engel) mit allen nicht zum Hilus zu zählenden Knoten zusammenzufassen (Verfasser). Die in Klammern zugesetzten Buchstaben und Zahlen sind zugleich auch auf den Abbildungen zugesetzt. Unter den (E_2) Ln. hil. post. hebt Engel noch besonders hervor: einen Knoten rechts im Winkel zwischen Stamm- und eparteriellem Bronchus an der Hinterseite der Lungenschlagader und einen links, der dem linken Hauptbronchus aufliegt und zugleich der Lungenschlagader anliegt (Abb. 388 I als ($E_{2'}$) Ln. hil. post. supremus). Ich habe überall Lgl. = Ln. (Lymphonodi der N.A.) gesetzt. Die deutsche Bezeichnung Lymphknoten verwende ich seit 1914 (Lehrbuch A. f. Zahnärzte) schon ausschließlich.

Wegen der Lymphgefäße und des lymphoiden Gewebes in der Lunge ist u. a. auf die Werke von Bartels und Most, sowie auf S. Tecce 1932 zu verweisen, wo sich weitere Schriften finden.

Die nicht veränderten Lymphknoten des Bronchalbaumes und der Lunge von gewöhnlicher Größe verursachen zwar nach Grävinghoff keinen Schatten, doch scheint die Kenntnis ihrer Lage zu den typischen Schattenbildern wichtig, die ich nach Engel angebe.

Die Bifurkationsknoten liegen bei jüngeren Kindern im Bereich der Wirbelsäule und des Herzens und fallen somit in den tiefsten Mittelschatten. Bei älteren Kindern liegen sie in der Region der großen Gefäße innerhalb weniger tiefer Schattenbildung (Engel) (Abb. 389).

Die tracheobronchalen Knoten fallen bei jüngeren und noch mehr bei älteren Kindern in den Bereich des Schattenhalses, und zwar rechts nahe an seinen Rand. Links ist ihr Gebiet weiter vom Schattenrande entfernt und befindet sich im Wirbelsäulenschatten (Engel). Man hat sie je nach dem Alter in der Höhe der 5.—6. Rippe rechts und der 6.—7. Rippe links zu suchen (Engel).

Die Bronchopulmonalknoten. Hier liegen die Verhältnisse für die röntgenographische Diagnostik am günstigsten, und zwar weniger für die linken als für die rechten bronchopulmonalen Knoten. Sie vergrößern sich vom Herzen weg und ragen dann in einen von größeren Bronchen und Gefäßen freien Raum hinein. Die bronchopulmonalen Lymphknoten liegen unmittelbar am Hilus. Sie liegen in den Verzweigungs-

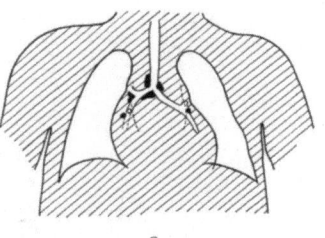
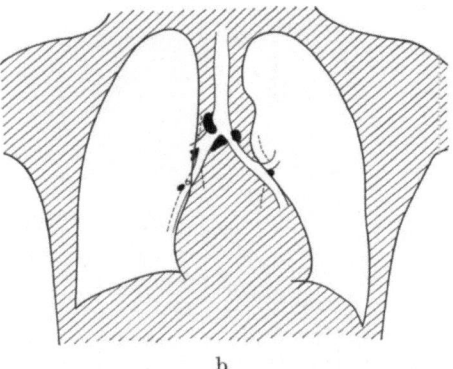

Abb. 389a und b. a) Säuglingstypus (links) und b) älterer Kindertypus (rechts) des Mittelschattens mit den Bronchialknoten. Röntgenskizze. Der Bronchialbaum nachträglich eingezeichnet. Nach Engel.

winkeln der Bronchaläste und auch der Lungenschlagadern. Die rechte Lungenpforte hat man im Röntgenbilde nach Engel bei jüngeren Kindern vom Ansatz der 5. Rippe, die linke vom Ansatz der 6. Rippe abwärts zu suchen. Bei älteren Kindern soll man eine Rippe tiefer gehen und den Hilus rechts vom Ansatz der 6., links vom Ansatz der 8. Rippe abwärts suchen. Links fallen daher im Röntgenbilde auch C und D der Abb. 388 I auf diesen Platz.

Um die Lage der Luftröhrengabelung (Bifurkatio) der beiden Bronchen und des Lungenhilus im Röntgenbilde bei Kindern festlegen zu können, kann man mit Engel 3 Typen des kindlichen Mittelschattens unterscheiden. Sie richten sich wohl im ganzen, aber nicht streng, nach dem Lebensalter. Trotzdem scheinen sie mir als Einführung in die Beurteilung des Mittelschattens beim Kinde und seiner Verwendungen besonders geeignet. Es sind:

I. Der Säuglingstypus mit breitem und weit kopfwärts reichenden Mittelschatten. Der breite Herzschatten umfaßt mehr als die Hälfte des Mittelschattens. Die obere Grenze des breiten Herzschattens entspricht dem unteren Rand des IV. Brustwirbelkörpers und der Zwischenwirbelscheibe IV/V (Abb. 389a).

II. Der Übergangstypus bei Kindern jenseits des Säuglingsalters mit schlankerem Mittelschatten, wobei auf der linken Seite oberhalb des Ventrikelbogens eine zweite Vorwölbung sichtbar wird, die nach Engel der Lungenschlagader oder dem linken Vorhof entspricht. Die Herzfläche umfaßt schon jetzt wie auch beim folgenden III. Typus weniger als die Hälfte des Mittelschattens (rund 44—45%). Die obere Grenze des breiten Herzschattens entspricht dem unteren Rand des V. oder VI. Brustwirbels.

III. Der ältere Kindertypus kann schon mit 4 Jahren auftreten und ist im wesentlichen schon dem Typus der Erwachsenen ähnlich. Der Mittelschatten läßt links deutlich 3 Bögen erkennen. Der oberste entspricht dem Aortenbogen. Die Herzhöhe umfaßt ebenfalls weniger als die Hälfte des Mittelschattens (rund 43%). Die obere Grenze des Herzschattens entspricht der Mitte oder dem unteren Rande des VII. Brustwirbels (Abb. 389b).

Die 3 Formen, besser als Richtbilder zu bezeichnen, sind nach Engel nicht streng altersgebunden. Das Richtbild des Säuglings kann noch beim älteren Kinde vorwiegen und das Richtbild für das ältere Kind kann schon beim jungen Spielkind angedeutet sein.

Die Lage der Luftröhrengabelung ist bei Grävinghoff I, S. 446/447 schon nach Engels Röntgenbefunden kurz dargestellt. Ebenso führt Gräper die Engelschen Zahlen I, S. 306, die er als etwas auffällige Befunde bezeichnet, und I, S. 317 die Mehnertschen Zahlen an.

Eingehend ist die Lage der Luftröhrengabelung noch einmal bei der Luftröhre (S. 592) in einer Übersicht behandelt.

Glatte Muskeln, elastische Fasern, Fett, Regeneration, Elastizität.

Die glatte Muskulatur des Bronchalbaumes ist bei Säuglingen (bambini) stärker entwickelt als bei jungen Menschen von 15—35 Jahren (Luisada). Die Alveolen sind, wie auch später, frei von eigenen glatten Muskelfasern. Die hier ausnahmsweise etwa wahrzunehmenden Fasern gehören zu benachbarten Gefäßen oder benachbarten feinsten Bronchen. Nach französischen Untersuchern findet man in der ersten Kindheit mit einer gewissen Häufigkeit glatte Muskel-

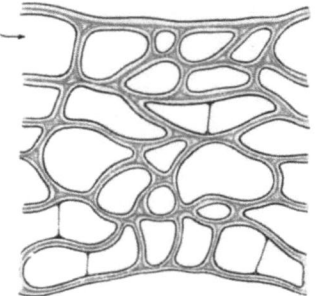
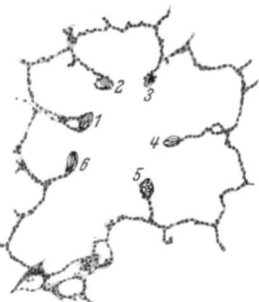

Abb. 390. Schema eines längs aufgeschnittenen und aufgeklappten Alveolarganges. Die hellen Stellen sind die Eingänge in die Alveolen. Die gestrichelten Züge sind die in den Alveolenscheidewänden gelegenen glatten Muskelfaserbündel. Sie bilden im Querschnitt die Knöpfe der Abb. 391. → weist auf die Lage eines entsprechenden etwaigen Querschnittes hin, wie z. B. Abb. 391. Nach Baltisberger.

Abb. 391. Querschnitt eines Alveolarganges, als Rosettenform erscheinend. 1—6 die Knöpfe, d.h. die Querschnitte der Muskelfaserbündel im Randbezirk der Septa interalveolaria. Die Entfernung vom 1. Knopf bis 4. Knopf beträgt 0,198 mm. Nach Baltisberger.

fasern in der Alveolenwand. Bis zu einem Jahre trifft man nach Baudrimont hier noch verhältnismäßig zahlreiche glatte Muskelfasern und selbst dünne Bündel an. Dagegen sind sie beim Erwachsenen äußerst selten und als embryonische Reste anzusehen. Auch Vandendorpe bestätigt ihr Fehlen in der Alveolenwand.

In den Alveolengängen bilden auf Querschnitten die Alveolen eine rosettenförmige Figur. Wo die Alveolen dieser Rosetten zusammenstoßen, bildet das glatte Muskelfasernetz der eigentlichen Wandung, in dessen Maschen die Alveolen liegen (Baltisberger), ovale Knospen oder Knöpfe. Sie erscheinen natürlich auch auf Längsschnitten. Diese Knospen (bottoni) sind beim Säugling nach Luisada dicker als beim Erwachsenen, abgerundet und enthalten starke Muskelfaserzüge. Von ihnen gehen häufig Muskelzellen entweder einzeln oder zu zweien oder dreien ab und in ein Alveolenseptum über (Abb. 390 u. 391).

Für den ganzen Bronchalbaum bis in seine feinsten Verzweigungen, das interstitielle Gewebe und die Pleura, muß man sich vergegenwärtigen, daß eine beim Kinde noch reichlichere Ausstattung mit glatten Muskelfasern (außer den genannten auch Vandendorpe) als beim Erwachsenen besteht. Sie wirken regelnd auf Länge und Weite der Gangabschnitte ein, unterstützen das Zwischen-

gewebe und die Pleura bei ihren Spannungs- und
Entspannungszuständen und können den Zugang zu
den Alveolen verengern. Die Lunge des Kindes ist
daher noch in höherem Grade ein contractiles Organ
als die des Erwachsenen und mit reicher entwickel-
tem funktionellem Gewebe versehen. Ihre Kontrak-
tionen lassen sich nach Luisada auch am lebenden
Menschen elektrographisch aufzeichnen.

Bis zum 6. Fruchtmonat beschränkt sich die Ausbildung des elastischen Gewebes auf ein feines
subepitheliches Faserlager. Die vom Beginn des
7. Monats ab im Anschluß an die Bronchuli terminales sich bildenden Zweige des Lungenacinus (S. 580)
führen ein elastisches Maschennetz, dessen weite
Maschen die Mündungen der späteren Alveolen um-
geben oder, vielleicht besser gesagt, sie vorzeichnen.
Es besteht zur Zeit der Geburt nur ein feines elastisches Netz, dessen schwächer färbbare Fasern erst
unvollkommen gereift sind. Sie verstärken und vermehren sich rasch. Die elastische Faserausstattung
wird durch die mechanischen Faktoren der Atmung
in Anzahl und Wachstum unterstützt. (Lenzi;
Linser; Dubreuil, Lacoste et Raymond.) Im
1. Lebensmonat nimmt das elastische Gewebe sehr
rasch zu (Linser, Teuffel) und geht weiterhin dem
Alter des Kindes parallel (Gundobin), jedoch mit
Betonung des 1. Lebensjahres (Teuffel). — Schon
nach 5 Wochen ist der Stand dem des Erwachsenen nach
Linser und Sudsuki nahe.

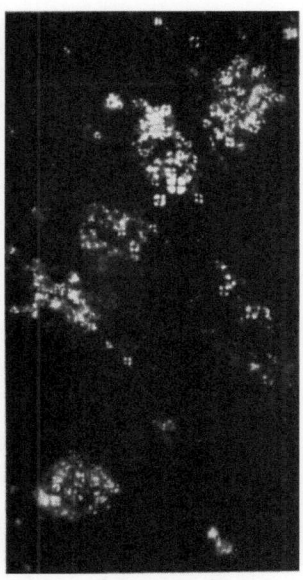

Abb. 392. Gefrierschnitt aus der Lunge eines 4 Monate alten Kindes mit reichlichen doppeltbrechenden Fettsubstanzen. Polarisiertes Licht. 500fach. Nach Quensel.

Die Örtlichkeit des Vorkommens des Fettes in der Lunge
und seine Menge in verschiedenen Lebenszeiten hat zur Erforschung
des Fettstoffwechsels in der Lunge besondere Bedeutung bekom-
men. Es muß jedoch vorweg bemerkt werden, daß die von Roger
und Binet angenommene fettzerstörende Tätigkeit der Lunge
wenigstens als ein gesetzmäßiger Vorgang von größerer Bedeutung
für den Fettstoffwechsel nach zahlreichen Untersuchern nicht
besteht (Markowitz und Mann, Cantoni, Caccuri, Hoppe.
Schrifttumnachweis bei Hoppe). Einschlägige Befunde, die auch
ohne diese Theorie Bedeutung haben, sind hier zusammengestellt.

Kawamura und Yasaki weisen mit verbesserter Sudanfärbung Fett in den Epithelien der Bronchulen und Alveolen,
Fettgranula in den Alveolarepithelien und Fetttröpfchen oder
Fettgranula in den histiocytären großen mononucleären Zellen,
den desquamierten Alveolarepithelien und den Leukocyten in
den Alveolen, sowie deutliche Färbung im Interstitium und den
elastischen Fasern der Lunge nach. Sie geben jedoch keine Besonderheiten für das Kindesalter an.

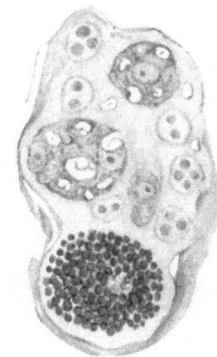

Abb. 393. Normaler Sputumschleim mit Zellen. Unten eine große Sputumzelle mit zahlreichen (dunkel gezeichneten, im Original roten) Fetttropfen. Im übrigen Zellen mit spärlichem myelinförmigem hell gekennzeichneten (im Original gelben!) Fett. Polynucleäre Leukocyten. Färbung Methylenblau-Cd + Sudan-Cd. 350fach. Nach Quensel.

Der beim Neugeborenen hohe Fettgehalt sinkt beim
älteren Säugling auf 10% der Trockensubstanz zurück
und bleibt auf dieser Höhe. In einer Lunge, die noch
nicht geatmet hat, findet sich mehr Fett als nach dem
Einsetzen der Atmung (Quensel, Kanitz, Scammon).

Im übrigen beruht die Fettspaltung nicht auf dem
Alveolarepithel, sondern geschieht in den Capillaren,
und es sind daran die Monocyten der Lunge beteiligt
(Aschoff und Chongyoung).

Quensel findet in den Alveolen des lufthaltigen Lungenparenchyms teils freiliegendes Fett, teils in Zellen eingeschlossenes. Die Fettsubstanzen sind als Tröpfchen und als Myelinformen nachzuweisen und sind isotrop, aber auch öfters anisotrop. Bei Kindern vom Neugeborenen bis zum 6. Monat waren sie am zahlreichsten, fanden sich mehrmals in erstaunlich großen Mengen, und zwar als doppeltbrechende Substanzen, zum Teil auch isotrop (Abb. 392). Die fettbeladenen Alveolarepithelien können die Alveolen ganz ausfüllen. Weit spärlicher sind die Fettsubstanzen in gesunden Lungen Erwachsener. Die fetthaltigen Zellen in den Alveolen sind im übrigen identisch mit den „großen Sputumzellen" (Abb. 393).

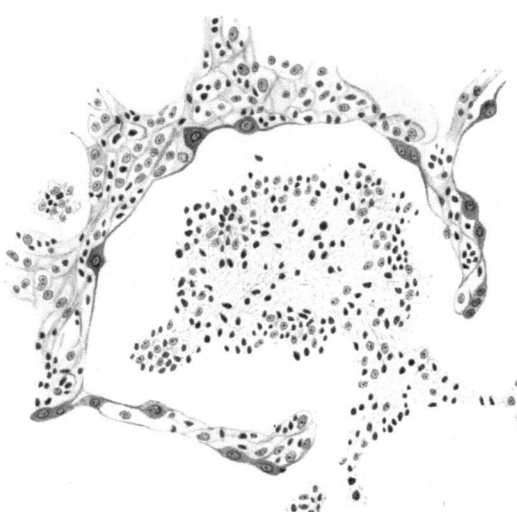

Abb. 394. Regeneration des Alveolarepithels nach Nitritvergiftung. In der Alveole pneumonisches Exsudat, Fibrin und Leukocyten. Auf den Alveolenwänden beginnen einige Epithelzellen die nackten bindegewebigen Wandflächen mit ausgedehnten zarten Plasmaausbreitungen zu überkleiden. Rechts ausgesprochene Syncytienbildung. Zellgrenzen sind nicht zu sehen. Nach Loeschcke.

Die freien Myelinmassen in den Alveolen von Neugeborenen entstehen (Szlavik) durch Zerfall von Alveolarepithelien. Die nicht zerfallenen Zellen sind die Nischenzellen Seemanns (S. 578). Die Ursache der Veränderungen ist die Aspiration von Fruchtwasser. Fruchtwasserbestandteile sind ein fast regelmäßiger Befund in Neugeborenenlungen. Das Fruchtwasser führt in großen Mengen zu einer pneumonischen Reizung (Szlavik, Hochheim, Yamamoto).

Die Regenerationsfähigkeit des Lungenepithels ist wohl unbegrenzt, soweit noch Reste der ursprünglichen Bekleidung in ungeschädigtem Zustande vorhanden sind. Von besonderer Bedeutung ist die Wiederbildung des Alveolarepithels. Als Beispiel wähle ich seine Zerstörung durch giftige Gase, die ja von den Kampfgasen der gegenwärtigen Kriegführung ihre besondere Bedeutung erhält. Die Abb. 394 zeigt eine Alveole mit Umgebung aus einer Lunge, in der durch Nitrite das respiratorische Epithel in ausgedehntem Maße zerstört war. Die Zellen haben mit weiten dünnen Plasmahäutchen die bindegewebige Grundlage der Alveolen von neuem überkleidet. Die durch die Abbildung und Arbeiten von Loeschcke und anderen belegte Regeneration ist vor allem von Bedeutung für die Entstehung des respiratorischen Epithels um die Zeit der Geburt. — Im Bronchialbaum und in der Trachea tritt nach diphtherischen und anderen Zerstörungen des Epithels ebenfalls in ausgedehntem Umfange Regeneration ein. Wegen der mit weitgehenden Regenerationen verbundenen Ausheilungen nach tiefgehenden Zerstörungen von Lungengewebe muß auf die Pathologie verwiesen werden. — Zur Neubildung glatter Muskelzellen und elastischer Fasern vgl. Tedeschi. — Neubildung, nicht Regeneration, von Lungenalveolen S. 611—617.

Was die Elastizität der Lunge im Kindesalter betrifft, so nimmt sie, geprüft an der Vollkommenheit der elastischen Nachdehnung, nach Tendeloo, Hennemann und Metz bis zum 20. Jahre zu. Nach dem 25. bis 30. Jahre nimmt sie allmählich ab.

Für freundliche Unterstützung mit Material, Präparaten und Lichtbildern möchte ich beim Abschluß des Beitrages den Herren Goronzy, Loeschcke und Terbrüggen meinen besten Dank aussprechen.

Literaturverzeichnis.
1. Allgemeines. Entwicklungsgeschichte.

Abderhalden: Lehrbuch d. Physiologie **2** (1925). — Ahlfeld: Über bisher noch nicht beschriebene intrauterine Bewegungen des Kindes. Verh. dtsch. Ges. Gynäk. **1888**. — Bartels, P.: Das Lymphgefäßsystem. (v. Bardelebens Handb. d. Anat.) Jena 1909. — Bayer, G.: Handb. d. norm. u. path. Physiol. **2** (1925). — Blisnianskaja: Zur Entwicklungsgeschichte der menschlichen Lungen: Bronchialbaum, Lungenform. Med. Diss. Zürich 1904. — Blosfeld: Organostathmologie oder Lehre von den Gewichtsverhältnissen der wichtigsten Organe des menschlichen Körpers zueinander und zum Gesamtgewichte. Erlangen 1864. — Bonnet, Robert: Lehrb. d. Entwicklungsgesch., 5. Aufl. Herausgeg. von Karl Peter. Berlin 1929. — Braune: Topographisch-anatomischer Atlas. 1875. — Bray, Edmondo: Indici di variabilità e di correlazione di alcuni visceri umani in rapporto a misure corporee esterne. (Zu Studi di Biometrica von Castaldi. Nota Ia.) Atti Soc. cultori Sci. med. e nat. in Cagliari, anno **35** (1933). — Brock, J.: Atmungsapparat. Berlin 1934. In: Brock, Thomas, Peiper: Biol. Daten für den Kinderarzt. 2. Bd. — Brock, J., E. Thomas u. A. Peiper: Biologische Daten für den Kinderarzt. 2. Bd. 1934. — Broman, J.: Normale und abnorme Entwicklung des Menschen. Wiesbaden 1911. — Brünings, W.: Die direkte Laryngoskopie, Bronchoskopie und Oesophagoskopie. Wiesbaden 1910. — Canelli, Adolfo F.: Lo sviluppo del naso, della faringe, della laringe, della trachea, dei bronchi nel bambino. Pediatr. Medico prat. **3**, 354 (1928). (Kurze Angabe einiger wichtiger Besonderheiten der genannten Organe, ohne Schrifttum.) — Chiari, O.: Chirurgie des Kehlkopfes und der Luftröhre. Wien 1916. — Ekehorn, G.: Über die Entwicklung der Lunge und insbesondere des Bronchialbaums beim Menschen. Z. Anat. **62** (1921). — Flint: The development of the lungs. Amer. J. Anat. **6** (1906). — Gedgowt: Über die anatomischen Besonderheiten der Atmungsorgane bei Kindern. (Russisch.) Med. Diss. Petersburg 1900. (Nach Gundobin.) — Gocke: Über die Gewichtsverhältnisse normaler menschl. Organe. Med. Diss. München 1883. — Gundobin s. S. 626. — Haberda, Albin: E. R. v. Hofmanns Lehrb. d. gerichtl. Med., 11. Aufl. Berlin-Wien 1927. — Hart, C.: Kehlkopf, Luftröhre und Bronchien. Überarbeitet und ergänzt von Edmund Mayer. Im Handb. d. spez. path. Anat. u. Histol. von P. Henke u. O. Lubarsch. 3. Bd., I. Teil (1928). — Helmreich, E.: Physiologie des Kindesalters. 2 Bde. Berlin 1931 bis 1933. — His: Zur Entwicklungsgeschichte der Lungen beim menschlichen Embryo. Arch. f. Anat **1887**. — Heiss, Robert: Zur Entwicklung und Anatomie der menschlichen Lunge. Arch. f. Anat. **1919** — Bau und Entwicklung der Wirbeltierlunge. Erg. Anat. **24** (1923) — Der Atmungsapparat. v. Möllendorffs Handb. mikr. Anat. 1936. — Juncker, H.: Beitrag zur Lehre von den Gewichten der menschlichen Organe. Med. Diss. München 1894. (Ohne Tabellen in: Münch. med. Wschr. **1894**.) — Kehl: Brustkorb, Lungen, Zwerchfell. Handb. d. ges. Unfallheilk., herausgeg. von F. König u. G. Magnus. **4** (1934). — Kölliker: Entwgsch. usw. 1897. — Kopsch, Fr.: Rauber-Kopschs Lehrbuch und Atlas der Anatomie des Menschen. 4. Abt. 13. Aufl. 1929. — Langstein, L., u. A. Ylppö: Ausgewählte Kapitel aus der Physiologie und Pathologie der Respirationsorgane im Kindesalter. Jkurse ärztl. Fortbild. Jg. 8 (1917).— Luschka, H.: Die Anatiome des Menschen usw. I. Bd., 2. Abt. Die Anatomie der Brust des Menschen. (Bronchen S. 303.) Tübingen 1863. — Mahn-Hecker, Erna: Anatomia del Recien Nacido. Disección de 800 fetos. (Anatomie des Neugeborenen. 800 Sektionen.) Rev. chil. Pediatr. **5** (1934). Siehe auch: Arch. chil. Morfol., Diciembre **1933**. — Mehnert, F.: Über topographische Altersveränderungen des Atmungsapparates. Jena 1901. — Merkel, Fr.: Atmungsorgane. Jena 1902. v. Bardelebens Handb. d. Anat. **6** I. — Most: Die Topographie des Lymphgefäßapparates des menschlichen Körpers und ihre Beziehungen zu den Infektionswegen der Tuberkulose. Bibliotheca medica C. H. 21. Stuttgart 1908. — Myers, J. A.: The normal chest of the adult and the child. London 1927. — Nomina anatomica. Zusammengestellt von der im Jahre 1923 gewählten Nomenklatur-Kommission usw. Mit besonderen Erläuterungen versehen von H. Stieve. **1936**. — Oppel, A.: Lehrb. d. vergl. miskroskop. Anat. 6. Bd. Atmungsapparat. — Oppenheimer, C.: Über die Wachstumsverhältnisse des Körpers und der Organe. Z. Biol. **25** (1889). Auch Med. Diss. München 1888. — Ribemont, A.: Recherches sur l'Anatomie topographique du Foetus. Thèse de Paris 1873.

Scammon, R. E.: A summary of the Anatomy of the infant and child. In: J. A. Abt: Pediatrics. 1923. — Seitz, E.: Die Auskultation und Perkussion der Respirationsorgane. Erlangen 1860. — Sömmering, J. Th. von: Lehre von den Eingeweiden und Sinnesorganen des menschlichen Körpers. Umgearbeitet und beendigt von E. Huschke. Leipzig 1844. — Stieve, H.: S. Nom. anat. — Symington: The top. Anat. of the Child. 1887. Terplan, K.: Normale Anatomie und Entwicklungsgeschichte (soweit für die Tuberkuloseforschung von Bedeutung). Jber. Tub.forsch. **8**. (Jahr 1928.) Berlin 1930. — Toldt: Studien über die Anatomie der menschlichen Brustgegend. 1875. Vierordt, H.: Anatomische, physiologische und physikalische Daten und Tabellen. 3. Aufl. Jena 1906.

2. Luftröhre und Bronchen.

Aeby, Chr.: Der Bronchialbaum der Säugetiere und des Menschen. Leipzig 1880. Bayeux, Raoul: Tubage du larynx dans le croup. Presse méd. **1897**. — Bremer, J. L.: Accessory bronchi in embryos; their occurence and probable fate. Anat. Rec. **54** (1932). Chiari, O.: Chirurgie des Kehlkopfes und der Luftröhre. Wien 1916. Huizinga, Eelco: Über den Bau des Bronchialbaumes. Z. Hals- usw. Heilk. **33**, 4 Abb. S. 534—545 (1933) — Über die Weite und das Wachstum des Bronchialbaumes. Ebenda **33**, 4 Abb. S. 546—558 (1933). — Hueter zitiert nach Missionznik. Kervily, M. de: Sur le développement des fibres élastiques dans le cartilage des bronches chez le foetus humain. C. r. Soc. Biol. Paris **60** (1908) — Sur les variétés de structure du cartilage élastique des bronches chez l'homme. C. r. Soc. Biol. Paris **1908** — Les fibres élastiques du cartilage des bronches chez le foetus humain. J. de l'Anat. **1910** — Les fibres élastiques et les grains élastiques du cartilage de la trachée chez l'homme (enfant). C. r. Soc. Biol. Paris **76** (1914). — Kobler, G., u. O. v. Hovorka: Über den Neigungswinkel der Stammbronchi. Sitzgsber. Akad. Wiss. Wien, Math.-naturwiss. Kl. C. II. Bd., Abt. III. (1893). — Koike, S.: Über die elastischen Systeme des Tracheobronchialbaumes. Arch. f. Laryng. **27** (1913). Lyssicin, M.: Zur chirurgischen Anatomie der Art. anonyma vom Standpunkt des operativen Zuganges zu derselben. (Russisch.) Ohne Jahr zitiert bei Missionznik. Merkel, C. L.: Der Kehlkopf in gesundem und erkranktem Zustande. Leipzig: Weber 1896. — Missionznik, J.: Zur Frage der tödlichen Nachblutungen nach dem unteren Luftröhrenschnitt im Zusammenhang mit der Topographie der Arteria anonyma und der Luftröhre. Z. Laryng. usw. **19** (1930). — Mörner, Th.: Histochemische Beobachtungen über die hyaline Grundsubstanz des Trachealknorpels. Hoppe-Seylers Z. **12** (1888); auch Anat. Anz. **3** (1888). — Chemische Studien über den Trachealknorpel. Skand. Arch. Physiol. (Berl. u. Lpz.) **1** (1889). Narath, Albert: Der Bronchialbaum der Säugetiere und des Menschen. Bibliotheca medica A H. 3. Stuttgart 1901. — Nevinny, H.: Die Veränderung des menschlichen Trachealknorpels unter physiologischen u. pathologischen Bedingungen. Z. Konstit.lehre **13** (1928). Oppikofer, E.: Paraffin-Wachsgüsse von Larynx und Trachea bei strumöser Bevölkerung. Arch. f. Laryng. **26** (1912). Passavant, G.: Der Luftröhrenschnitt bei diphtherischem Croup. Dtsch. Z. Chir. **19** (1884). — Philipp: Zitiert nach Gundobin. — Pouchet: Prècis d'Histologie. 1878. Sanné: Traité de la diphthérie. Zitiert nach Passavant. — Sappey: Nach Gundobin, dort ohne Nachweis. — Schaffer, J.: Das Knorpelgewebe. Handb. d. mikrosk. Anat. d. Menschen **2** II. 1930. — Schmidt, F., siehe bei Missionznik. — Schneider, N.: Zur Klinik der Bronchoskopie. Ž. ušn. Bol. (russ.) **1925**. (Nach Missionznik.) — Schopfer, Frédéric: Contribution à l'étude de histologie des cartilages trachéaux et de leurs structure fonctionelle. Arch. d'Anat. **19** (1935). Weinberg: Untersuchungen über die Gestalt des Kehlkopfes in verschiedenen Lebensaltern. Arch. klin. Chir. **21** (1877). — Weingärtner: Phys. u. topogr. Stud. usw. Berlin 1919.

3. Lunge.

Addison, W. H. F., and H. W. How: On the prenatal and neonatal lung. Amer. J. Anat. **15** (1913); Ref. Z. Kinderheilk. **7** (1914). — Alice, Carlo: Contribuzione alla conoscenza della istogenesi del polmone umano. Atti Soc. ital. Anat., 4. Convegno Pavia (1932) — Monit. zool. ital. **43**, Suppl. (1933). — Amano, Sh.: Beitrag zur funktionellen Struktur der Lungenvenen. Trans. jap. path. Soc. **23** (1933). — Anthony, A. J.: Untersuchungen über Lungenvolumina und Lungenventilation. Dtsch. Arch. klin. Med. **167** (1930). — Antoniazzi, E.: L'istobiologia del sistema reticolo-istiocitario del polmone in condizioni normali e patologiche. Clin. med. ital. **63** (1932). — Aßmann: Das anatomische Substrat der normalen Lungenschatten im Röntgenbilde. Fortschr. Röntgenstr. **17** (1911). Balthasar et Lebrun: Docimasie pulmonaire histologique. Ann. Hyg. publ. et Méd. lég., IV. s. **5** (1906). — Baltisberger, Wilhelm: Über die glatte Muskulatur der menschlichen Lunge. Z. Anat. **61** (1921). — Bamberg u. Putzig: (Herzlungenquotient.) Angeführt nach Kirsch. — Bard, E.: De la nature et du rôle physiologique du revêtement des alvéoles pulmonaires. Ann. d'anat. path. **6** (1929). — Battaglia, F.: Fagocitosi in polmone fetale (anche a proposito del rivestimento dell'alveolo polmonare). Riv. Pat. sper. **6** (1931). — Baudrimont, A.: Existence de fibres musculaires lisses dans la paroi des alvéoles pulmonaires de l'homme et des mammifères etc. C. r. Soc. Biol. Paris **100** (1929). — Bender, Wilhelm: Zur synthet. Morph. der Lungen usw. Anat. Anz. **57**, Erg.-H. (1923). Verh. anat. Ges. Heidelberg 1923. — Beneke: Die anat. Grundl. d. Constit.anom. usw. Marburg 1878. — Benjamin u. Gött: Zur Deutung des Thoraxradiogramms beim Säugling. Dtsch. Arch. klin. Med. **107** (1912). — Bensley, S. H., and M. B. Groff: Changes in the alveolar epitheliome of the rat at birth. Anat. Rec. **64** (1935). — Blechschmidt, Erich: Über den Konstruktionsplan der Neugeborenenlunge. Z. Anat. **105** (1936). — Böhmer, K.: Beitrag zur histologischen Lungenprobe. Dtsch. Z. gerichtl. Med. **20** (1933) — Die histologische Lungenprobe. Münch. med. Wschr. **1933**. — Bönniger, M.: Die Lungenspitze im Röntgenstereobild. Fortschr. Röntgenstr. **50** (1934). — Bonheim, Paul: Über die Entwicklung der elastischen Fasern in der fetalen Lunge. Zbl. Hamb. Staatskrk.anstalt. **7** (1899/1900). — Brandstetter, Josef: Über die elastischen Fasern in der Lunge des Neugeborenen. Diss. München 1922 [1923]. — Braune, W., u. H. Stahel: Über das Verhältnis der Lungen, als zu ventilierender Lufträume, zu den Bronchien, als luftzuleitenden Röhren. Arch. f. Anat. **1886**. — Bremer, J. L.: The post-natal development of alveoli in the mammalian lung; a contribution to the problem of the alveolar phagocyte. Anat. Rec. **58**, Suppl. (1933/34). — Broman, Ivar: Verh. schwed. Ges. d. Ärzte H. 2 (Nov. 1922) — Zur Kenntnis der Lungenentwicklung. I. Wann und wie entsteht das definitive Lungenparenchym. Anat. Anz. **57** (1923), Erg.-H. Verh. anat. Ges. Heidelberg 1923. — Buchmann, E.: Zur Lehre der fetalen Lungeratelektase und fetalen Bronchiektasie. Frankf. Z. Path. **8** (1911). — Bürger: Kurze Diskussionsbemerkung zu Nippe 1914. Vjschr. gerichtl. Med. **47** (1914). — Businco, A., u. G. Giunti: Su l'apparato distrettuale respiratorio in funzione reticolo-endoteliale. Haematologica (Palermo) **11** (1930).

Del Carpio, J.: Il tessuto reticulato del polmone del neonato e le sue modificazioni putrefattive. Boll. Soc. ital. Biol. sper. **7** (1932). — Casper: Zitiert nach Loeschcke. — Cazzaniga: Atti del IV. Congresso dell'Ass. Ital. Med. Leg. **1930**. Zitiert nach Galli. — Champneys, F. H.: Second communication an artificial respiration in stillborn children. The expansibility of various parts of the lungs. Med.-chir. Trans., ser. 2, **42** (1881). — Chievitz, nach Broman 1911. — Chiodi: Archives d'Anat. **8** (1928). Zitiert nach Galli. — Claus, M.: Über den feineren Gefäßaufbau gesunder und kranker Lungen. Z. mikrosk.-anat. Forsch. **37** (1935). — Colberg, A.: Beiträge zur normalen und pathologischen Anatomie der Lungen. Dtsch. Arch. klin. Med. **2** (1866). — Coppoletta, Joseph M., and S. B. Wolbach: Body length and organ weights of infants and children. Amer. J. Path. **9** (1933). — Craig, C. F.: Laboratory Methods of the U. S. Army. 3. Ed. Philadelphia: Lea and Febiger 1929.

Davidson, M.: Intrathoracic and pulmonary new growth. Lancet **1929**. — Debré, R., et Marcel Mignon: Sur une anomalie pulmonaire, le lobe azygos en radiologie infantile. Rev. franç. Pédiatr. **7** (1931). — De la Croix, N. J.: Die Entwicklung des Lungenepithels beim menschlichen Fetus und der Einfluß der Atmung auf dasselbe. Arch. mikrosk. Anat. **22** (1883). — Dehn, O.: Grundsätzliches zur Lungenzeichnung. Fortschr. Röntgenstr. **49**, H. 2, 161 (1934). — Dogliotti, G. C.: Le struttura dell' alveolo polmonare dell'uomo nel periodo antecedente alla nascita. Boll. Soc. ital. Biol. sper. **6** (1931). — Dohrn: Über die Größe des respiratorischen Luftwechsels in den ersten Lebenstagen. Z. Geburtsh. **32** (1895). — Dragiou et Fauré-Frémiet: Histogénèse et époque d'apparition des différents tissus pulmonaires chez le mouton. C. r. Acad. Sci. Paris **171** (1920) — Développement des canaux aériens et histogénèse de l'épithélium pulmonaire chez le mouton. C. r. Acad. Sci. Paris **170** (1920). — Dubreuil, G., A. Lacoste et R. Raymond: Les étappes du développement du poumon humain et de son appareil élastique. C. r. Soc. Biol. Paris **121** (1936). — Dunham, Ethel C., and Michael d'Amico: A Röntgenographic study of the thoraces of new born infants. Yale J. Biol. a. Med. **6** (1934).

Eckstein: Der menschliche Bronchialbaum im Röntgenbilde. Prag. med. Wschr. **1906**. — Elenz, E.: Über das Lungenepithel. Würzburg. naturwiss. Z. **5** (1864). — Engel, St.: Die Topographie des Bronchialbaumes. Verh. Ges. Kinderheilk. Münster **1912** — Form, Lage und Lageveränderungen des Bronchialbaumes im Kindesalter. Arch. Kinderheilk. **60 u. 61** (1913) — Die anatomischen und röntgenologischen Grundlagen für die Diagnostik der Bronchialdrüsentuberkulose beim Kinde. Erg. inn. Med. **11** (1913) — Über Kinderpneumonie. Klin. Wschr. **15** (1925) — Die Topographie der bronchialen Lymphknoten und ihre präparatorische Darstellung. Beitr. Klin. Tbk. **64** (1926) — Die Erkrankungen der Respirationsorgane. In Pfaundler u. Schloßmann: Handb. d. Kinderheilk. **3.** 4. Aufl. (1931). — Der Hilus des Kindes. Erg. Tbk.forsch. **5** (1933). — Erman, Fr.: Fetaler Zustand der Lungen bei neugeborenen Kindern, die nach der Geburt lebten und schrien. Virchows Arch. **66** (1876).

Fauré-Frémiet, A.: Le développement du poumon foetal chez le mouton. Arch. Anat. microsc. **19** (1923). — Fauré-Frémiet, Dragoiu et de Vivier de Streel: La croissance du poumon foetal chez le mouton et les variations concomittantes de sa composition. C. r. Acad. Sci. Paris **171** (1920). — Firle, W.: Über die großen Exsudatzellen und das „Epithel" in der Lungenalveole. Frankf. Z. Path. **48** (1935). — Flint: The development of the lungs. Amer. J. Anat. **6** (1906). — Foerster, A.: Die Bedeutung der histologischen Lungenprobe in der gerichtlichen Medizin. Dtsch. Z. gerichtl. Med. **18** (1932). — Fraenckel, P.: Kurze Diskussionsbemerkung zu Nippe 1914. Vjschr. gerichtl. Med. **47** (1914). — Fraenkel, P., u. W. Weimann: Zur histologischen Lungenprobe. Dtsch. Z. gerichtl. Med. **6** (1926). — Franceschini, P.: Monit. zool. ital. **40** (1930). Zitiert nach Lambertini. — Fried, B. M.: The infection of rabbits with the tubercle bacillus by way of the trachea; studies on the defensive and metabolic apparatus of the lungs. Arch. of Path. **12** (1931). — Fritsch, H.: Gerichtsärztliche Geburtshilfe. Stuttgart 1901.

Galli, R.: Ricerche embriologiche sul rivestimento dell'alveolo polmonare nell'uomo. 2 Fig., 1 Taf. Arch. ital. Anat. **34**, Fasc. 3, 376 (1935). — Garschin, W. G.: Über Differenzierungsvorgänge im Epithel der Luftwege bei Regeneration und entzündlicher Proliferation. Frankf. Z. Path. **49**, 121 (1935). — Gedgowt: Siehe l. Allgemeines. — Geltowsky: Über das Lungenparenchym. (Russisch.) Petersburg 1863. — Gittings, J. C., G. Fetterolf and A. G. Mitchell: A study of the topography of the pulmonare fissures and lobes in infants. Amer. J. Dis. Childr. **12** (1916). — Groedel: Zitiert nach Kirsch. — Guareschi, E.: Il metodo Gallego-Boldrini nella docimasia istologica polmonare. Ateneo parm. **6** (1934). — Gundobin, N. P.: Die Besonderheiten des Kindesalters. Deutsche Ausgabe von S. Rubinstein. Mit einem Vorwort von Langstein. Berlin 1912.

Hammer: (Herzlungenquotient.) Angeführt nach Kirsch. — Harvey, Daniel F., and H. M. Zimmermann: Studies on the development of the human lung. I. The pulmonary lymphatics. Anat. Rec. **61** (1935). — Hasselwander u. Bruegel: Anatomische Beiträge zur Frage nach der Lungenstruktur im Röntgenbilde. Fortschr. Röntgenstr. **17** (1912). — Henke, F., u. M. Silberberg: Die Weiterentwicklung der sog. Alveolarepithelien bei der Lungentuberkulose. Verh. dtsch. path. Ges. **26**, Erg.-H. Zbl. Path. **52** (1931). — Hermann, L.: Über den atelektatischen Zustand der Lungen und dessen Aufhören bei der Geburt. Pflügers Arch. **20** (1879). — Hilber, H.: Der formative Einfluß der Luft auf die Atemorgane. Morphol. Jb. **71** (1932) — Experimenteller Nachweis des formativen Einflusses der Atemluft auf regenerierende Rattenlungen. Morphol. Jb. **74** (1934) — Experimentell erzeugte Lungenregeneration. Verh. anat. Ges., 42. Vers. Würzburg **1934**, 189 — Anat. Anz. **78**. — Hildebrandt, W.: Über den Wohlgeruch der Neugeborenen. Münch. med. Wschr. **1931**. — Hochheim: Über einige Befunde in den Lungen von Neugeborenen und die Beziehung derselben zur Aspiration von Fruchtwasser. (Ref.) Zbl. Path. **14** (1903). — Hoppe, G.: Untersuchungen zur Frage des Fettstoffwechsels in der Lunge. Z. exper. Med. **89** (1933). — Huguenin: Anal. d'Anat. path. **93** (1930). Angeführt nach Kanitz. — Huguenin, R., P. Frulon et J. Delarne: Le revêtement de l'alveole pulmonaire, les destinés pathologiques. Ann. d'Anat. path. **6** (1929). — Huschke in v. Sömmering: Vom Baue des menschlichen Körpers. Bd. 5. Leipzig 1844. Zitiert nach Aeby. — Husten, Karl: Über den Lungenazinus und den Sitz der azinösen phthisischen Prozesse. Beitr. path. Anat. **68** (1921).

Jackson, C. M.: On the developmental topography of the thoracic and abdominal viscera. Anat. Rec. **3** (1909). — Jeckeln, E.: Über die Rolle der Lungen beim Fettstoffwechsel. Beitr. path. Anat. **92**, 357 (1932). — Josselyn, L. E.: The nature of the pulmonary alveolar lining. Anat. Rec. **62** (1935).

Kanitz, H. R.: Über den Fettgehalt der Lungen von Feten. Virchows Arch. **291** (1933). — Kapff: (Spez. Gew.) Nach Vierordt 1906. — Kawamura, R., u. T. Yasaki: Über das Fett des Respirationssystems. Trans. jap. path. Soc. **3** (1933). — Kirsch, Oskar: Grundlagen der orthodiagraphischen Herzgrößen- und Thoraxbreitenbeurteilung im Kindesalter. Berlin 1929 — Beihefte zum Jb. Kinderheilk., herausgeg. von A. Czerny. H. 23. — Wachstum und Verhältnis der Herz-Lungengröße zur Körperlänge. Klin. Wschr. **1930** I. — Kölliker, A.: Epithel der menschlichen Lungenalveolen. Sitzgsber. physik.-med. Ges. Würzburg **1880**. — Köstlin, O.: Zur normalen und pathologischen Anatomie der Lungen. Griesingers Arch. physiol. Heilk. **1849**. — Krause: Zitiert nach Haberda, 11. Aufl., für spezif. Gewicht. — Handb. d. menschl. Anat. Hannover 1880. — Küttner: Studien über das Lungenepithel. Virchows Arch. **66** (1876). — Kutsuna, M.: Die Lymphgefäße in der Lunge. Fol. anat. jap. **13** (1935).

Lambertini, G.: Modificazioni morfologiche dell'epitelio polmonare prima e dopo la nascita nell'uomo e nei mammiferi. Boll. Soc. ital. Biol. sper. **6** (1931) — Ancora sulle modificazioni morfologiche dell'epitelio polmonare prima e dopo la nascita nell'uomo e nei mammiferi. 2 Taf. Monit. zool. ital. **42**, Suppl. (1932) — Le modificazioni morfologiche dell'epitelio polmonare prima e dopo la nascita nell'uomo e nei mammiferi. Arch. di Antrop. crimin. **52** (1932). — Lang, F. I.: The reaction of lung tissue to tuberculous infection in vitro. J. inf.

Dis. **37** (1925) — Über Gewebskulturen der Lunge. Arch. exper. Zellforsch. **2** (1926) — Über die Alveolarphagocyten der Lunge. Virchows Arch. **275** (1929). — Lange, Fr.: Untersuchungen über das Epithel der Lungenalveolen. Frankf. Z. Path. **3** (1909). — Letulle, M.: Le poumon. Paris 1924. — Lenzi: Sullo svil. d. tess. elast. nel polm. del' uomo. Monit. zool. ital. **9** (1898); **11** (1900). — Linser: Über den Bau u. die Entw. des elast. Gew. in der Lunge. Anat. H. **1900**, H. 42/43. — Loeschcke, H.: Beiträge zur Histologie und Pathogenese der Nitritvergiftungen. Beitr. path. Anat. **49** (1910) — Die Morphologie des normalen und emphysematösen Acinus der Lunge. Beitr. path. Anat. **68** (1921) — Störungen des Luftgehalts. In Henke-Lubarsch: Handb. d. spez. path. Anat. u. Physiol. **3** I (1928). — Løvset, Jørgen: Negative Lungenprobe bei fast ausgetragenem lebendgeborenem Kinde. (Norwegisch.) Med. Rev. **50** (1933). — Lucien, M., P. Weber et R. Grandgérard (Labor. anat. Nancy): Rapports des ramifications de l'artère pulmonaire avec le dispositif bronchique dans les poumons humains. C. r. Ass. Anat. 30 Montpellier (1935). — Luisada, A.: Die Lunge als contractiles Organ. Eine neue Methode zur Untersuchung der glatten Muskeln der Lunge. Beitr. Klin. Tbk. **73** (1930) — Einige neue Beiträge zum Studium der contractilen Funktion der Lunge. Beitr. Klin. Tbk. **77** (1931) — La struttura muscolare del polmone nelle varie età. Monit. zool. ital. **44** (1933) — Della muscolatura broncopulmonare. Sui alterazioni sistemiche in varie condizioni morbose. Arch. Ist. biochim. ital. **5** (1933).

Macklin, Ch. C.: Alveolar pores in the lungs of man and other mammals. Anat. Rec. **64**, 4. Suppl. (1935). — Magendie: Zitiert nach Gundobin. Dort ohne Nachweis. — Mangili, C.: Glicogeno polmonare e maturità fetale. Arch. ital. Anat. e Istol. pat. **2** (1931). — Marx, Hugo: Die Grundlagen einer mikroskopischen Lungenprobe. Vjschr. gerichtl. Med., III. F. **54** (1917). — Masson, M. P.: Contribution à l'étude du revêtement alvéolaire. La broncho-pneumonie à plasmodes. (Riesenzellenpneumonie [Hecht].) Bull. Acad. méd. Paris **105** (1931). — Masson, P., et L. Paré: Un cas de bronchopneumonie à plasmodes („Riesenzellenpneumonie", Hecht). Contribution à l'étude du revêtement alvéolaire. Ann. d'Anat. path. **8** (1931). — Merkel: Im Handb. d. pathol. Anat. d. Kindesalters von Brüning u. Schwalbe **1** II. (1914). — Metz, G. A.: Die Elastizität und die Dehnbarkeit normalen und pathologischen Lungengewebes. Krkh.forsch. **8** (1930). — Mirto: Sull' atelectasia secundaria postmortale dei polmoni dei neonati. Giorn. Med. leg. **1901** — Atti Accad. Sci. med. Palermo **1899**. — Moriani: Atti Congresso Ass. Med. Leg. Genova. 1913. Zitiert nach Galli. — Mühlmann: Podwissotzkys Arch. **1900** (russisch). Zitiert nach Gundobin. — Müller, R., u. G. Weber: Über Lobus venae azygos. Mschr. Kinderheilk. **46** (1930).

Neergard, K. v.: Neue Auffassungen über einen Grundbegriff der Atemmechanik. Die Retraktionskraft der Lunge, abhängig von der Oberflächenspannung in den Alveolen. Z. exper. Med. **66** (1929) — Über klinische Fragen der Atemmechanik. Schweiz. med. Wschr. **1930**. — Nelson, H. P., and G. Simon: The accessory lobe of the azygos vein. Brit. med. J. **1931**. — Nikolaeff: Russ. Klin. **27** (1926). Nach Strukow. — Nippe: [Hist. Lungenschnitte z. Lebensbeweis d. Ngb.] Ärztl. Sachverst.ztg **19** (1913) — Demonstration von Lungenschnitten Neugeborener, betreffend die Diagnose des Lebens nach der Geburt. Vjschr. gerichtl. Med., III. F. **47**, Suppl.-H. (1914). — Nozaki, K.: Zur topographischen Anatomie der Bronchialdrüsen, insbesondere über deren Beziehungen zum Nervus recurrens. Otologia (Fukuoka) **2** (1929) (Japanisch) — Ref. Zbl. Tbk.forsch. **32** (1929).

Oberling, Ch., et C. Raileanu: Recherches expérimentales sur l'histophysiologie des revêtements alvéolaires et bronchiques. C. r. Soc. Biol. Paris **105** (1930). — Ogawa, C.: Contributions to the histology of the respiratory spaces of the vertebrate lungs. Amer. J. Anat. **24** (1920). — Olbrycht, J.: La docimasie pulmonaire histologique chez le foetus et les nouveau-nés carbonisés. Ann. Méd. lég. etc. **1929**. — Oliaro, T.: Über die Fettspeicherung in der Lunge. Z. exper. Med. **91** (1933). — Orosz, D.: Beobachtungen über den Lobus venae azygos im Kindesalter. Arch. Kinderheilk. **98** (1932). — Orsós, F.: Das Epithel der Lungenalveolen. Zbl. Path. **57** (1933). — Ottolenghi, S.: Die elastischen Fasern in der fetalen Lunge und in der Lunge des Neugeborenen. Vjschr. gerichtl. Med. **26** (1903).

Pak, Ch.: Beiträge zur Morphologie der Lungenfunktion. 1. Mitteilung. Über die Lipolyse der Lunge. Trans. jap. path. Soc. **20** (1930). — Palmer, D. M.: The lung of a human foetus of 170 mm. Amer. J. Anat. **58** (1936). — Peiper, A.: Die Atmung des Neugeborenen. Jkurse ärzt. Fortbild. **24** (1933). — Peiser: Über Lungenatelektase. Jb. Kinderheilk. **67** (1908). — Peters. Bonnet. — Ploquet: Von Gundobin nach Sappey zitiert. — Policard, A.: Sur la nature du revêtement des alvéoles etc. Bull. Histol. appl. **3** (1926) — A propos de revêtement des alvéoles pulmonaires. C. r. Ass. Anat. **21**. Réunion Liège (1926). — Poupardin: De quelques éléments du pédicule pulmonaire. Thèse de Paris 1909. — Püschel, E.: Die Lungenvolumen gesunder Kinder. Mschr. Kinderheilk. **63** (1935).

Quensel, U.: Zur Frage des Vorkommens von Fettstoffen im Sputum und in den Lungen. Uppsala Läkför. Förh., Ny följd **38** (1932).

Raposo, L. S.: Le revêtement alvéolaire et les cellules à poussière du poumon. C. r. Soc. Biol. Paris **104** (1930). — v. Recklinghausen: Über die Atmungsgröße des Neugeborenen. Pflügers Arch. **62** (1896). — Reifferscheid: Pflügers Arch. **140** (1911). Zitiert nach Staemmler. — Reyher: Die röntgenologische Diagnostik in der Kinderheilkunde. Erg. inn. Med. **2** (1908) — Das Röntgenverfahren in der Kinderheilkunde. Berlin 1912. — Ridella, A.: Modifications qui ont lieu dans le poumon avant et après la naissance en rapport avec la fonction respiratoire. Arch. ital. Biol. **59** (1913) — Fol. gynaec. (Genova) **7** (1912). — Rößle u. Thies: Untersuchungen über die Retraktionskraft und die sog. Elastizität der Lungen. Berl. Ges. f. path. Anat. u. vgl. Path. 19. X. 1931 im Zbl. allg. Path. **54** (1932). — Rouvière: Les vaisseaux lymph. des poumons et les gangl. viscer. intrath. Ann. d'Anat. path. **1929**. — Rossignol: Recherches sur la structure intime du poumon de l'homme. Thèse Bruxelles 1846.

Scammon: Acta paediatr. (Stockh.) **11** (1930). Zitiert nach Kanitz. — Seemann, G.: Über den feineren Bau der Lungenalveole. Beitrag zur Frage des respiratorischen Epithels. Beitr. path. Anat. **81** (1929) — Histobiologie der Lungenalveole. Jena 1931. — Schulka, M.: Zur Frage des respiratorischen Epithels. Z. Zellforsch. **17** (1933). — Schwartz: Anatomie chirurgicale et chirurgie des bronches pulmonaires. Thèse de Paris 1903. — Siracusa: Riv. Pat. sper. **1929**. Zitiert nach Galli — Boll. Soc. ital. Biol. sper. **5** (1929). Zitiert nach Galli. — Siracusa, V.: La questione del rivestimento dell'alveolo polmonare da punto di vista istodocimastico. Arch. ital. Anat. e Ist. Pat. **2** (1931). — Staemmler, M.: Die Bedeutung der elastischen Fasern in den Lungenalveolen von Neugeborenen für Klinik und gerichtlich-medizinische Beurteilung. Dtsch. Z. gerichtl. Med. **25** (1935). — Stefko: Pathologische Anatomie der Lungentuberkulose. Moskau 1926. Zitiert nach Strukow. — Stefko, W.: Beiträge zur pathologischen Anatomie der Lungentuberkulose bei Mongolen. Virchows Arch. **283** (1932). — Steinert, Rudolf: Untersuchungen über das Lymphsystem der Lunge. Zugleich ein Beitrag zur Frage der Topographie der bronchialen Lymphknoten. Beitr. Klin. Tbk. **68** (1928). — Stewart, F. W.: An histogenetic study of the respiratory epithelium. Anat. Rec. **25** (1923). — Straßmann, F.: Der gegenwärtige Stand der Lungenprobe. Mschr. Geburtsh. **75** (1927). — Straßmann, Georg: Zur mikroskopischen Untersuchung von Lungen Neugeborener. Dtsch. med. Wschr. **46** (1920). — Strukow, A.: Über den Verlauf der Lungenprozesse im Zusammenhang mit der dynamischen Histoarchitektonik des Lungengewebes. Ochr. Zdor. Dět. **2** (1932) (Russisch). — Strukow, A. J.: Die Grundsätze der Lungenhistostruktur. Z. Anat. **98** (1932). — Sudsuki: Virchows Arch. **157**. — Sukiennikow: Topogr. Anat. der bronch. und trach. Lymphdrüsen. Berl. klin. Wschr. **1903**. Auch Med. Diss. Berlin. — Szlavik, Fr.: Über Lungenveränderungen bei Neugeborenen mit besonderer Berücksichtigung der Fruchtwasseraspiration. Beitr. path. Anat. **89** (1932).

Tamassia: Sull'epitelio polmonare avanti e dopo la respirazione. Congr. intern. Med. Mosca, Agosta 1897. Sezione medicolegale. Ref. in Riv. sper. Med. legale **1897**. Zitiert nach Ottolenghi. — Tecce, Soccorso: Distribuzione e sviluppo embriologico del tessuto linfoïde nell'ilo del polmone. Fol. med. (Napoli) **18** (1932). — Tedeschi, C.: Neoformazione di tessuto muscolare liscio nei processi morbosi acuti del polmone. Patologica (Genova) **22** (1930). — Tendeloo, N. Ph., J. Ph. Hennemann u. G. A. Metz: Untersuchungen über Lungenemphysem und Lungenelastizität. Krkh.forsch. **7** (1929). — Teuffel: (Elast. Fas. d. Lunge.) Arch. f. Anat. **1902**. — Tiemann: Lungenhypertrophie und Sportlunge. 48. Kongr. dtsch. Ges. inn. Med. 1936 in Klin. Wschr. **1936**. — Tschistowitsch, A. N.: Über die Genese der Alveolarphagocyten. 1. Mitt. Z. Zellforsch. **11** (1930) — Zur Frage der Herkunft der alveolären Phagocyten. Russ. path. Ges. (Leningrad. Abt. 1929). Zbl. Path. **49** (1930) — Über die Vitalfärbung des Lungengewebes. Über die Genese der Alveolarphagocyten. Z. Zellforsch. **13** (1931) — Über die Veränderung des Lungenparenchyms und Stromas bei der Entzündung. 3. Mitt. Über die Genese der Alveolarphagocyten. Z. Zellforsch. **22** (1935).

Ungar, E.: Zur Lehre von der Lungenatelektase. Jb. Kinderheilk. **69** (1909).

Vandendorpe, F.: La musculature du canal alvéolaire dans le poumon de l'énfant. C. r. Soc. Biol. Paris **100** (1929). — van Nooten: (Gestalt und Größe der Lungenspitze.) Krkh.forsch. **1928**. Zitiert nach Bönniger 1934.

Weimann, W.: Zur histologischen Untersuchung der Neugeborenenlunge. Dtsch. Z. gerichtl. Med. **12** (1928). — Wenslaw, A.: Sur l'ontogenèse de l'épithélium pulmonaire chez l'homme. C. r. Soc. Biol. Paris **104** (1930). — Wesener, F.: Über die Volumverhältnisse der Leber und der Lungen in den verschiedenen Lebensaltern. Med. Diss. Marburg 1879. — Willson, H. G.: The terminals of the human bronchiole. Amer. J. Anat. **30** (1922) — Postnatal development of the lung. Amer. J. Anat. **41** (1928). — Wilson, J. L.: Atelectasis of the newborn. Amer. J. Path. **9** (1933). — Winslow s. bei Ahlfeld.

Yamamoto, T.: Special cells observed in the lung of new born children. Trans. jap. path. Soc. **19** (1929).

Zeltner, E.: Die Entwicklung des Thorax von der Geburt bis zur Vollendung des Wachstums und ihre Beziehungen zur Rachitis. Jb. Kinderheilk. **78**, Erg.-H. (1913). — Ziemke (Bericht über Versuche gemeinsam mit Puppe. Wiederholung des Berichtes auf dem 13. Intern. Kongr. zu Paris auf der 3. Tagung der Dtsch. Ges. gerichtl. Med. in Dresden). Vjschr. gerichtl. Med., III. F. **35** (1908).

Verlag von F. C. W. Vogel / Berlin

Handbuch der Kinderheilkunde.

Ein Buch für den praktischen Arzt. Vierte, vermehrte und völlig umgearbeitete Auflage. Herausgegeben von Geh. Med.-Rat Professor Dr. med. **M. v. Pfaundler**, Direktor der Kinderklinik in München, und Geh. Med.-Rat Professor Dr. med. **A. Schloßmann †**, Direktor der Kinderklinik in Düsseldorf.

1. Band: **Allgemeiner Teil. Physiologie von Ernährung, Verdauung, Stoffwechsel und Wachstum. Spezielle Pathologie bestimmter Altersstufen. Pathologie der Konstitution. Mangelkrankheiten. Erkrankungen des Blutes und der blutbildenden Organe. Pathologie der endokrinen Organe.** Mit 229 Textfiguren und 13 Tafeln. XVI, 1081 Seiten. 1931.   RM 169.—; gebunden RM 178.—

2. Band: **Infektionskrankheiten.** Mit 354 Textfiguren und 36 Tafeln. VIII, 854 Seiten. 1931.   RM 113.40; gebunden RM 121.50

3. Band: **Krankheiten des Digestionsapparates, des Respirationsapparates, des Zirkulationsapparates.** Mit 318 Textfiguren und 22 Tafeln. XII, 1006 Seiten. 1931.   RM 130.50; gebunden RM 138.60

4. Band: **Urogenitalerkrankungen. Krankheiten des Nervensystems. Erkrankungen des Bewegungsapparates.** Mit 191 Textfiguren und 5 Tafeln. X, 702 Seiten. 1931.   RM 118.—; gebunden RM 127.—

Ergänzungsbände:

5. Band: **Die Sprach- und Stimmstörungen im Kindesalter.** Von Dr. **M. Nadoleczny**, a. o. Professor an der Universität München. Zweite, völlig umgearbeitete Auflage. Mit 2 Tafeln und 60 Textfiguren. VIII, 187 Seiten. 1926.   RM 15.75; gebunden RM 18.—

6. Band: **Augenerkrankungen im Kindesalter.** Von Professor Dr. **W. Gilbert**, Hamburg. Zweite, völlig neubearbeitete Auflage. Mit 26 Tafeln und 34 Textabbildungen. VIII, 238 Seiten. 1927.   RM 35.10; gebunden RM 37.80

7. Band: **Die Ohrenkrankheiten im Kindesalter** mit Einschluß der Grenzgebiete. Von Dr. **Gustav Alexander**, o. Professor der Ohrenheilkunde an der Wiener Universität, Vorstand der Ohrenabteilung der Allgemeinen Poliklinik in Wien. Zweite, umgearbeitete Auflage. Mit 9 Tafeln und 106 Textfiguren. XII, 399 Seiten. 1927.   RM 35.10; gebunden RM 37.80

8. Band: **Orthopädie im Kindesalter.** Von Hofrat Professor Dr. **H. Spitzy**, Wien. Unter Mitwirkung von Geh. Hofrat Professor Dr. F. Lange, München. Dritte, völlig umgearbeitete und vermehrte Auflage. Mit 253 Textfiguren. VI, 504 Seiten. 1930.   RM 40.50; gebunden RM 43.20

9. Band: **Chirurgie des Kindesalters.** Von Professor Dr. **R. Drachter**, Leiter der Chirurgischen Abteilung der Universitätsklinik München, und Dr. **J. R. Goßmann**, Assistenzarzt der Abteilung. Dritte, völlig umgearbeitete und vermehrte Auflage. Mit 714 Textfiguren. XVI, 1031 Seiten. 1930.
RM 112.50; gebunden RM 121.50

10. Band: **Die Hautkrankheiten des Kindesalters.** Mit 383 zum großen Teil farbigen Abbildungen. XIII, 884 Seiten. 1935.
RM 169.—; gebunden RM 178.—

Zu beziehen durch jede Buchhandlung

If you have any concerns about our products,
you can contact us on
ProductSafety@springernature.com

In case Publisher is established outside the EU,
the EU authorized representative is:
**Springer Nature Customer Service Center GmbH
Europaplatz 3, 69115 Heidelberg, Germany**

Printed by Libri Plureos GmbH
in Hamburg, Germany